古代漢方医学入門 II
陰陽五行と人体の自然な仕組み

渡部内科医院 院長
医学博士 **渡部 迪男** 著

たにぐち書店

◇目次◇ 古代漢方医学入門—陰陽五行と人体の自然な仕組み

まえがき ……………………………………………………… 9

第1章 古代漢方医学の考え方 … 19

§1・1 太極理論 ……………………………………… 21
§1・2 人体における"陰陽五行と気" ……………… 28
人体の陰陽とは？ ………………………………… 30
解剖から見た人体の基本構造 …………………… 32
五行と五行循環 …………………………………… 36
気 …………………………………………………… 40
  動的な物質構造の三大要素……41
  人体は動的な物質構造物である……43
  陰の気の性質……44
  陽の気の性質……45
陰陽の実質とは？ ………………………………… 50
先天の気と後天の気 ……………………………… 57
人体の前面と後面 ………………………………… 58
脳脊髄神経系 ……………………………………… 62
陰の気エネルギー ………………………………… 64
太極図からの考察 ………………………………… 66

"後天の本" と "先天の本" ·· 75
　　人体の仕組みにおける根源とは？ ···································· 78
　　陰陽のまとめ ·· 79
　　陰陽のバランスが整うとは？ ·· 80

第2章　人体の自然な仕組み … 83

§2・1　前言 ·· 85
§2・2　自然な姿と自然な仕組み ······································ 88
§2・3　生存の実態 ·· 91
§2・4　二大生存様式 ·· 93
　　二種類の生存様式 ··· 93
　　生存の実態から明らかになる、
　　　人体の自然な仕組みの基本 ····································· 96
　　生存の意義 ·· 101
　　活動意識と睡眠意識 ··· 103
　　活動の質（生存の質） ·· 107
　　人体状態 ··· 110
　　疲労と睡眠 ··· 111
§2・5　二大基本システム ·· 114
　　基本システム ··· 114
　　主従関係 ··· 116
　　睡眠システムと維持システム ··································· 118
　　活動システムと維持システム ··································· 119

基本システムと疲労 …………………………………………………… 120

　　　人体の生理現象における二つの側面 ………………………………… 122

§2・6　活動システム ……………………………………………………… 123

§2・7　三つの行為 ………………………………………………………… 125

§2・8　疲労 ………………………………………………………………… 131

§2・9　睡眠システム ……………………………………………………… 144

　　　疲労解消 ………………………………………………………………… 145

　　　維持機能 ………………………………………………………………… 146

　　　定常機能 ………………………………………………………………… 150

　　　生存システム …………………………………………………………… 152

　　　内因性エネルギー ……………………………………………………… 158

　　　　睡眠意識と内因性エネルギーの供給……159

　　　　内因性エネルギーの保全力……162

　　　睡眠システム（まとめ）………………………………………………… 173

§2・10　人体の基本システム（まとめ）………………………………… 176

§2・11　自然な仕組みと
　　　　人体の基本的な構造との関係 ………………………………… 183

　　　三大基本システム ……………………………………………………… 183

　　　三大基本構成要素 ……………………………………………………… 184

　　　両者の関係 ……………………………………………………………… 186

§2・12　生存のメカニズム ……………………………………………… 194

　　　睡眠システムにおける生存のメカニズム …………………………… 194

　　　二つの生存様式 ………………………………………………………… 196

　　　内因性エネルギーの要約 ……………………………………………… 200

生存に関する考察 ……………………………………………… 203
　§2・13　機械論と生気論 ……………………………………… 217

第3章　陰陽五行と人体の自然な仕組み … 223

第4章　体質の改善
　　　　（保険漢方製剤の新しい使い方）… 233

　§4・1　体質の考え方 …………………………………………… 236
　　体質とは ………………………………………………………… 237
　　体調と体力と体質 ……………………………………………… 238
　　体力の有無に関する体質 ……………………………………… 240
　　体質としての実証体質、中間証体質、虚証体質 …………… 242
　　　実証体質……245
　　　中間証体質……246
　　　虚証体質……246
　　気血水システムと内部環境 …………………………………… 248
　§4・2　虚証体質の考え方 ……………………………………… 252
　　体力とはエネルギーのこと …………………………………… 252
　　二つのエネルギー ……………………………………………… 253
　　二つの体力 ……………………………………………………… 254
　　エネルギーにおける陰陽 ……………………………………… 255
　　虚証における気血水システムの異常とその変動 …………… 262

§4・3	虚証体質の診療	267
	診断	267
	十代	270
	二十代前半	271
	四十代前半	271
	六十代以降	271
§4・4	治療の方針	271
§4・5	基本処方	275
§4・6	代表的な処方例（基本処方の応用）	284
§4・7	基本処方自体の変化も含めた考え方	290
§4・8	実証に対する処方	297

あとがき ······ 303

参考文献 ······ 307

まえがき

「私達は朝太陽が昇れば、眼を覚まして起床する。
　そしてご飯を食べれば元気が出て来て、働いたり、勉強したり、動き回って、その日一日を過ごす。
　夜になれば疲れて眠る。
　ぐっすり眠れば、翌朝は疲れが消失して眼を覚まし、次の一日を過ごす。」

　私達は、毎日をこのように生きています。
　これが一日一日を生きる、私達の自然な姿であり、人間の生存の実態です。誕生後、このような日々を積み重ねながら、成長し発達し、成人となり、年齢を重ねて老い、死を迎えるという、私達それぞれの人生を辿ります。
　人間とは何かと問われれば、端的には人体に他なりません。そこでこれらが人体の生存の実態を示すことになります。

　生存の実態から見た時、目覚めた昼間はその意志の下に動き回り、一方眠った夜は動く意志を放棄して、ほとんど動くことがありません。その内部では昼間疲労が発生し、夜は疲労が解消されます。
　人体はこのように昼と夜とでは、全く異なる姿を呈しながら生存します。否むしろ両者の姿は相対立し合う姿であると表現した方が適切でしょう。

この人体の事実は、一体何を物語るのでしょうか。
　このことは私達自身である人体が、単なる物質構造物ではなく、生物としての自然そのものに他ならないこと。自然存在として、その生存環境である自然界と連動して、次のような自然な仕組みが存在することを、歴然と指し示しています。

　「昼間（明るい時間帯）目覚めて、活動することによって生じる疲労は、夜間（暗い時間帯）閉眼し、眠ることによって解消する。疲労は睡眠以外の何者によっても、解消することがない。」

　このような人体の素朴な姿を観察することから、その仕組みを明らかにして創造された、古代中国の医学が漢方です。
　これに対して現代医学のルーツである近代西洋医学は、直接死体を解剖して、構造論的に仕組みを究明することによって成立した医学です。
　この自然な仕組みを漢方医学的に考察すると、昼の姿と夜の姿の両者が、相互に対立し合い、補完し合い、それぞれ消長を繰り返しながら循環し合う関係にあることが理解できます。漢方医学の基礎理論である"陰陽五行と気"とは、自然の成り立ちを説明する理論です。人体は自然そのものですから、この観点から観察すると人体の生存するこの姿を、一対の陰陽として把握することが可能です。
　そこで元々の漢方医学理論の始まりが、このような自然観察から始まったのではないのかと改めて推測されてきます。

　幸いその治療手段である各種の漢方薬あるいは漢方製剤は、現代的な様式を採りながらも、数千年を経た今日でも活用することができます。

それはひとえに漢方製剤、つまりこれを組成する生薬が、現在も古代さながらに入手することが可能であるからです。

　漢方製剤の使用だけに限って言えば、現代医療における治療方法の一手段として、国内では既に十分活用されていると言えます。その使用方法に関する多数の報告が為され、さらにその現代科学的な研究も盛んです。

　ところが漢方とは漢方製剤のことだけではなく、本来は漢方医学のことを意味します。

　なぜならばそれぞれの漢方製剤の背景には、多数存在する生薬をどのように組み合わせるかという薬学としての理論があります。さらにその根底には人体をどのように理解するかという、古代なりの医学理論が存在するからです。

　現代における中医学や漢方医学の医学理論も十分に学ばれ尊重されなければなりませんが、医学理論自体が現代的な検証を受けたわけでは決してありません。また古代発祥当時の理論がそのまま、正確に伝えられて来たかどうかも定かではありません。数多の戦乱騒乱が繰り返され、幾多の王朝が転変し、時代が変遷を遂げる中、ある部分が散逸し風化した可能性を、完全に否定し去ることは不可能です。

　そこで漢方製剤の使用方法に止まることなく、漢方を漢方医学として改めて考察した場合、漢方製剤の現代的な使用方法に関する研究だけでは、十分ではないことに気が付きます。

　同時に現代的な立場から見た時、現段階では漢方製剤の使用方法のみに限定せざるを得ない、大きな理由が横たわっていることにも気が付きます。

　その理由は改めて言及するまでもなく、漢方が古代医学であり、その医学理論が古代中国的な自然観（世界観）に基づく医学であるから

です。

　その医学理論こそが往時の自然観であり世界観であった、"陰陽五行と気"という考え方です。これがそのまま人体にも応用されて、人体の基本的な仕組みとして採用されました。（自然観あるいは世界観とは、私達が生存する、この全世界（現実世界）をどのように捉えるかという考え方のことです。時には価値観と呼ばれることがあります。）

　漢方医学の成立過程を振り返れば、その医学としての本質が、古代医学としての医学理論とその実質にあることは明らかです。

　"陰陽五行と気"を基盤に置く、「伝統中国医学（中医学）」は、時に「気の医学」と呼ばれることがあります。その理由は"陰陽五行と気"の内の、「気」によって、私達が存在する宇宙（現実世界）の全てが根源的に成立すると考えるからです。

　"陰陽五行と気"の意味を簡単にまとめれば、「この現実世界の全ては、気という根源的な素材要素が、陰陽五行というルールに従って現出したものであり、気の作用によって全ては千変万化する」ということです。陰陽五行というルールを今風に表現すれば、宇宙が成立するための超基本設計図であり、超グランドデザインということになります。

　これに先立ち、"陰陽五行と気"を産み出す、その本源としての太極が存在するという考え方があり、本書ではこの考え方に従い、このような自然観を「太極理論」と称することにします。

　ここで現実世界という表現は、身近には私達の生存環境である、地球と地球を巡る自然界であり、広くは宇宙全体を指します。この世界全体が"陰陽五行と気"という原理によって成立するという考え方です。そして世界の中に個別的に存在する、諸々の存在もそれぞれ、"陰陽五行と気"によって成立します。

まえがき

　古代中国文明の一大特徴は、気という原理的な存在を、観念的な原理だけに留めることなく、実際の世界（私達が直接存在する物質世界）においても、人体に即して活用するという考え方とその方法を見い出したことです。
　そこから人体内部で循環する気の流路である、経絡を発見しました。そしてこれらの気と経絡という先験的な認識とともに、自然な姿（生存の実態）を観察し洞察し、その上で解剖を行い、人体内部の組織臓器を明らかにして、古代なりの人体像を構築しました。その病理や薬理から、治療方法を発見しました。これらを可能にした自然観が、当時の世界観である"陰陽五行と気"です。

　そこで医学理論としての古代理論の是非を問う際、漢方医学の本質が気にあるため、気を全く無視することができません。
　むしろ本来であれば、大々的に率先して取り上げるべきでしょう。しかし残念ながらこれらの分野は、いわば非科学的とされ、現代科学ないし現代人の認識から遠く外れる内容です。
　このような理由があるため、古代医学を検討するに当たっては、気や経絡を古代的な認識としてのみ扱うことに止め、ア・プリオリの存在として、古代医学の前提として扱う他はありません。同時に気そのものの本質を知ることができないまでも、現代的にどのように把握できるかという、その側面を考察することは可能であると考えられます。
　もう一つの陰陽五行とは、物質構造物としての、人体の基本的な成り立ちを示唆するものとして受け止めることができます。
　漢方医学は、以上のような過程を経て創造された医学であるため、"陰陽五行と気"という自然観が、人体においても、その仕組みの根幹をなすという考え方に直結します。その結果、"陰陽五行と気"が

そのまま人体像に組み込まれ、かつその前提的な構成要素として、その人体像を支配することになります。"陰陽五行と気"の内、気は人体内部で発展して、気血水という形をとります。

　その発祥の地である中国においては、古代医学としての漢方医学が、中医学として、幾星霜を重ねながらも連綿と継承され、今もなお実用に供されています。
　いわば西洋から始まった現代医学とは、全く別の価値観と体系を有する医学として、現代医療の一翼を担い、現代医学と共存しながら、現実生活の場で積極的に活用されています。
　このように見てくると医学そのものを検討する場合、医学として創造された時代の、当時の自然観がどのようなものであったかを、まず確認する作業が重要であることが理解されて来ます。つまりどのような角度から人体を究明するかという、自然観に基づく、いわば「人体観」が先にあり、その上に、現実に即した具体的な「人体像（正常な人体の仕組みとその姿）」が描かれます。そうした上でのみ、治病を目標とする臨床医学が成り立ちます。

　以上のような考察から、"陰陽五行と気"が、人体の内外の姿と仕組み、より具体的には人体の構造（形態も含めて）と機能に言及する表現であろうことが窺えます。
　気についてはさて置くとしても、陰陽五行については、既に指摘したとおり現代的な立場から、より具体的に究明することが可能です。陰陽五行の内、人体内部における五行は、伝承されて来たように、解剖から明らかにされた五臓（肝心脾肺腎）です。
　これに対して人体の陰陽が何を指すのか。
　古代医学の理論書である黄帝内経に、「人体の前面を陰、後面を陽

とする」とある他は、ほとんど不明です。そこで前著でこの実態について、現代的な立場から解明を試みました。

　そこでも触れたように医学には、大きくは人体そのものを探究する基礎医学と、その上に成立し、治病を目的とする臨床医学の二つの分野があります。
　特に解剖から始まる基礎医学を中心に、人体の仕組みが語られて来ました。
　このような観点から医学としての成立過程を眺めた時、現代医学の本格的な源流の一つを、ルネサンス期のアンドレアス・ヴェサリウスが行った解剖に求めることができます。ヴェサリウスは、人体の正確な構造を明らかにするため、自らの手で、解剖を行いました。そして1543年、その成果を「人体構造論」として出版しました。ヴェサリウスは近代解剖学の父と呼ばれています。
　自分自身の手で解剖を行い、自らの眼で人体内部を調査することは、人体が物質存在であり、物質構造物であると捉えることに異なりません。
　物質構造物としての構造、つまり構造を支える個々の構造要素を明らかにすることによって、構造論的な角度から、人体の仕組みの解明に取り組んだことを意味します。
　このような考え方や手法がルネッサンスとほぼ並行して表れる、合理主義の精神に合致し、かつ自然科学の勃興とともに、近代西洋医学として飛躍的に発展し、今日世界中に流布する、現代医学にまで成長して来ました。
　その後人体の仕組みはこのような機械論の下に、正確無比精細に究明され、治病にも多大の貢献を果たしつつ、今もなお発展し続けています。

しかし構造論的機械論的に究明された人体像となるため、勢い構成要素である、それぞれの組織や臓器のみに力点の置かれた医学に発展していくことも確かです。
　惜しむらくはその大前提に存在するはずの、自然存在としての視点が十分に生かされて来ないことを、ここで指摘しておかなければなりません。
　なぜならば冒頭で述べたように、構造論的な仕組みだけでは論じられることのない、むしろそれに先立つ、人体の自然な仕組みが、誰の目にも了然と映じるからです。
　人体の自然な姿は、その仕組みの上から、次のような二面性を示唆します。

　「昼間の活動が疲れを生じることは、体全体を使う活動によって、体そのものが消費されることであり、人体自身の質（人体の内側の生理的な状態）が劣化することである。そこで良好な活動を持続するためには、疲労困憊に達した時点つまり人体の質が極度に劣化した時点で、それまでの活動を一旦中断し、人体の質を回復する作業に専念しなければならない。即ち睡眠を絶対的に必要とする。睡眠中にのみ、活動中に生じた疲労荒廃状況（人体としての質の劣化状況）を回復し、再び良好な活動を維持するメカニズムが、集中的に作動する。
　このように体にとって体全体を使って活動することと、活動が可能な状態に維持することとは異なる作業である。その仕組み上、このような対外的な作業ならびに対内的な作業という、相異なる二面性を有する。」

　このような観点を踏まえた上で、解剖を行い、発展した医学が古代漢方医学です。

まえがき

　本書では前著「古代漢方医学入門」の内容を踏まえつつ、その続編として物質存在ならびに自然存在の両観点から、再度"陰陽五行と気"に関する考察を深めることにします。

　さらに自然存在の立場から、人体の自然な仕組みをより深く論じ、その結論として古来生存の原理とされてきた、命の有無というテーマに迫ります。そして"陰陽五行と気"が、現代的に見ても、果たして正しい考え方であるかどうかを考察します。

　また古代漢方医学の観点とその現代的な解釈から、保険漢方製剤のより効果的な使用方法を、改めて具体的に例示します。

第1章
古代漢方医学の考え方

第1章　古代漢方医学の考え方

　最初に漢方医学が、本来どのような医学であったのか。
　古代医学としての、その理論の基本を探究していきたいと思います。
　ただし前著と同様に、気を古代理論の前提として扱いますが、現代的な認識から外れるため、気そのものについて、直接言及することはできません。その側面について考察するに留めます。自然観などについても、それ自体を考察の対象として、深く掘り下げることはありません。
　古代漢方医学としての医学理論を中心に、その基本的な考え方について追究したいと思います。
　このような研究や考察の元々の起こりは、現在日本で流通する保険漢方エキス製剤を、どのように効果的に活用できるかという点にあります。
　その成果はまた章を改めて、後程述べることにします。古代漢方医学の理論を応用し、従来とは全く異なる、保険漢方製剤の新しい考え方と新しい処方方法について、最後に提示します。

§1・1　太極理論

　漢方医学が、本来どのような医学であったのか。
　医学としての理論が、どのような理論であったのか。
　これらを検討するに当たっては、その発祥を尋ねることが不可欠です。
　その発祥当時の漢方医学を、特に限定して「古代漢方医学」と呼ぶ

ことは、以前の通りです。
　まず元々どのような土壌に、生まれ育った医学であるかに注目しなければなりません。
　その背景に存在する、自然観（世界観）を知る必要があります。私達が存在するこの現実世界（宇宙、自然界）をどのように把握するのか。その自然観を確認しておかなければなりません。その自然観が、「人体をどのような角度から理解するか」という、人体観を決定するからです。
　漢方医学が発祥した古代中国の自然観は、「太極から、"陰陽五行と気"が表れ、宇宙とその全ての存在を産み出す」という原理（太極理論）です。

　太極とは全ての太源であり、全ての始まりです。
　宇宙を産み出し、この現実世界の全てを産み出した母体が、さらにその奥に存在するという考え方です。元々は宇宙の起こりと成り立ちを説明する原理ですが、全宇宙つまりこの現実世界に存在する、全ての存在も、この原理によって成立します。
　太極理論に従えば、太極から気が表われて、宇宙を生じます。
　太極から表れた気とは、宇宙そのものの始まりであり、また宇宙の内部の全てを構成する、根源的な素材となります。その意味で気とは、物質をも含めた、全ての存在の最小単位です。気が変化して万物を生じる法則が、陰陽五行という原理です。
　太極から表れた気は運動していますが、動き回る内に、その一部が動きを減じつつ、次第に固まって形態を持ち始め、最終的に完成した各種の物質存在として現出します。このように宇宙に表れた気が、まず動き回る気と、固まる気の二つに分かれます。太極から直接表れる気はただ動き回る気であり、これを"陽の気"と呼びます。陽の気が、

物質以前の存在であることが理解できます。

　この陽の気に対して、動きを失って固まり、物質と化す気を"陰の気"と呼びます。この現実世界の内、陰の気が物質世界を構成します。私達は自身の五官によって、この物質世界のある部分を感覚的に認識しながら、その世界に常住坐臥生存し生活しています。物質世界の中にも五官で直接感覚できない世界がありますが、これらも含めて物質によって成立するという意味で物質世界とし、私達はこの物質世界（あるいは実際の世界）に直接生存するとします。

　この物質世界の奥に陽の気が構成する世界が存在します。私達は陽の気が構成するこの世界を、その認識器官である五官を以って、直接確認することはできません。この世界を簡単に言えば、物質以前の世界であり、非物質世界ということになります。

　太極から表れる気が、このように陰の気、陽の気に分かれます。
　この陰の気と陽の気の両者が、全ての陰陽の始まりです。したがって元々の陰陽とは、この陰の気と陽の気のことです。陰陽を論じるときは、この両者の陰陽の気から話が始まります。その次の五行もこの陰陽から生じます。このように宇宙もその中の万物も、現実世界のあらゆる存在は全て、"陰陽五行と気"を、その始まりとして存在します。
　動き回る陽の気は、陰の気が固まって生じた物質と、その物質世界に対して、動きや現象や変化などを与えます。またこれらの陰の気も陽の気も、それぞれが次の陰陽に分かれ、その後も次々に陰陽に分かれつつ、その過程でまず五行（最初の陰陽から表れる、五つの大きな要素）を生じ、さらに細分化して行きます。一つの固まりとして表れた陰の気は、その全体がまず最初の陰陽に分かれ、五行を生じつつ、発生学で語られる卵割のように、内部で陰陽の二分裂を繰り返しながら、細分化して行き、全体を構成していきます。最終的に具体的な、

一つの形態と性質を有する存在として、この物質世界に姿を表します。一つ一つの形態をもった存在とは、星々であり、太陽であり、月であり、あらゆる自然であり、植物であり、動物であり、人間であり、私達一人一人です。

このように生じた万物を擁する姿が、私達が存在する宇宙であり、この現実世界です。この現実世界もその中の物質世界も、固定した世界ではなく、この一瞬も含めて、時々刻々、陰陽五行の下に進化し変幻し、限りなく発展して行きます。

太極理論とは、太極（一）という根源から表われた気が、二（陰陽）に分かれ、三（五行）を生じ、次々に次の段階の陰陽に分化して、万物を生じ、現実世界の一切を成立させるという原理です。現実世界の内、私達が窺うことができるのは、ほとんどの場合、私達が実際に直接存在する物質世界だけです。

太極に関する考え方の中で、本書では、"陰陽五行と気"が表われる以前の、"陰陽五行と気"を産み出す母体（太源）としての、太極が存在するという立場をとります。

何も無い所から、いきなり何かが生まれて来ることはない、という考え方です。何も無いところに、何らかの変化が生じ、次の現象の母体と化したという考え方です。この母体が太極です。それ以前の何も無い状態を無極と呼びます。

そこで先ずこの現実世界（宇宙）が表われる以前に、その母体としての太極が存在します。

太極そのものについて語ることはできません。太極は現実世界から見れば、現実世界が出現する上での、現実的な素材を与え、かつこの素材が現実世界を構築して行く上での、力や原理、法則、ルールを与えます。前者が気であり、後者が気そのものの性質ならびに陰陽五行

という、原理であり秩序です。したがって両者は、元々太極が有する性質であり、秩序であり、力です。

引いてはこの宇宙そのものを、太極自身の表れ（あるいはその一つ）として捉えることができます。太極あるいは太極が有する元々の性質が、現実世界全体の性質となり、全体の秩序となります。また太極という一つの存在が、多種多様な個々の存在に分かれて具現化し、顕現することを意味します。

太極が具体的に表われる時は必ず、まず陰陽となって表われます。このことは万物として存在するものは全て、表われる最初の段階から、あらかじめ何らかの形で、陰陽に分かれて出現することを意味します。そこで"陰陽五行と気"の実際を問う場合、その考え方として、宇宙全体を太極の表れ、つまり太極として扱うことになります。個々の存在も、それぞれの陰陽五行が問われる時は、それぞれの全体を太極として扱います。

人体の仕組みを論じる場合も、仕組み上全体が何らかの意味合いで二分されているため、陰陽に二分される前の人体全体あるいは人体自身が、個別的な存在としての太極に相当します。これは人体自身が、宇宙の全てが表われる以前の、本来の太極であるという意味ではもちろんありません。人体がその仕組み上、陰陽に二分されて出現するため、その全体つまり人体自身を、便宜的に太極として扱うという考え方です。また陰陽に二分されただけの人体では、人体の用を成さず、両者が相俟って人体の全てを表現することからも、全体（人体自身）を以って太極とします。

以上の太極理論を象徴するのが太極図です。（図）

この図は宇宙全体の存在原理を表すとともに、人体を含めて、万物が表われ出て来る原理を示します。また宇宙自体が発展するととも

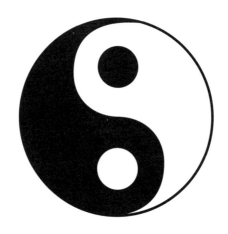

（図　太極図）

に、万物が無限に生成化育していく姿です。

　まず宇宙ならびに個々の存在は全て、気によって成立し、気は陰の気と陽の気の両者の、陰陽に分かれます。この陰陽から、次の陰陽が表われて五行を生じ、その後各種の陰陽を生じながら、全体を形成していくことついては、以前に述べた通りです。

　また単純に左右に直線で二分されるのではなく、円弧によって二分されます。このことは波動を描くことであり、縦と横が交わりつつ、全体がダイナミックな円運動を伴って、分化しつつ発展することが理解されます。

　太極図の真ん中には、全ての中心が存在します。この中心は全体の動きの中心です。円運動によって、陰陽を生じ、引いては全てを生み出す、原点としての中心です。

第 1 章　古代漢方医学の考え方

太極図余聞。
「全体が縦の線分で、ただ平板に左右に二分されるのではない。
　上下に連なる左右逆方向の半円で二分されることにより、縦の要素（垂直）に横の要素（水平）が加わって、動きが表われる。
　円形の中に大小白黒の半円、円があしらわれ、図柄そのものが大きく波を打つ。良く見ると、陰（黒）も陽（白）も互いに、極小から極大に大きく成長しつつ、波から跳ね上がる鯉のように、踊り出でんばかりに、ダイナミックに勇躍する。
　太極が全体となってその姿を表し、一が二となり、二が三となって、幾重にも幾重にも、円運動を繰り広げながら、宇宙も万物も発達し、変幻し、発展する姿である。
　左右に盛り上がった半円弧の中心に存在する、白黒の小円は、陰の中に陽、陽の中に陰が生じ、陰陽交々（こもごも）表われて、中心から万物へと発展することを暗示する。
　全体の中心に位置し、上下の半円弧が相接する接点に、黙して表われることのない、大きさを有さない、本来の中心の点が存在する。この点は大円の中心にあって、全てを産み出す中心点であり原点である。この中心の点とは、いわば無限の点である。その無限の最奥に、これらを包みながらも微動だにしない、本来の太極即ち太源であり太陰が存在する。
　大円の中心の点を強くイメージすれば、上下の半円弧が卍の羽のように回り、鯉が回遊するかのように、全体が渦巻きとなって回転する。中心の点はその最奥から無限に続く、中心の軸となる。軸に捻りが加わって回転し、互いに逆方向に回る陰陽が表われる。
　現実世界の全ての根源となる気が、中心点から限りなく吐出される。巨大な渦となって回転する。止まることを知らず、膨らみ続けて行く。その内部世界では、渦巻く無数の台風の眼のように、それぞれ

がその姿を表して変幻する。万物を産み出しながら、これらを呑み込み、これらを巻き込みつつ、さらに超々大型台風へと化して行く。瞬々その勢いを加え、刻々発達し、愈々(いよいよ)変貌を重ね、極まりなく巨大化しながら、未だ止まるところを知らない。

　正しく宇宙が躍動しつつ発展して行く姿であり、万物を産み出し、生成化育して行く姿である。一が多と化す姿である。

　別の見方をとれば、宇宙も万物も、全ては太極自身であり、太極の表れである。太極自身は現実世界の眼には見えない中心にあって、その一切を産み出す根源となり秩序となり、その基本と骨格を維持しつつ、全体となって広がり、無窮に発展して行く。」

§1・2　人体における"陰陽五行と気"

　太極理論（自然観）から導かれる人体観に従えば、解剖学や生理学等を始めとする、現代医学が明らかにした、人体の事実の中に、"陰陽五行と気"に該当する実態が存在します。

　そこで"陰陽五行と気"という人体観に基づき、古代の人々が、「人体とその仕組みをどのように把握したか」を明らかにすることが、本章のテーマです。

　この立場から人体の仕組みを読み解くために、次の事柄を前提とし、また参考にしながら考察を進めて行きます。

　①本書で述べる太極理論
　②太極理論を象徴する太極図
　③黄帝内経素問の中の、特に人身の陰陽に関する記載
　④現代の中医学のテキストの中で扱われている、気や陰陽に関する

記述。特に各種の気の元となる、先天の気と後天の気と清気の三種類の気

　先程述べたように、本書は気や陰陽そのものを論じたり、哲学的にあるいは宗教的に言及することが目的ではありません。また黄帝内経を詳細に論じることではありません。あるいは最新の科学知識をもって、快刀乱麻を断つごとく、古代医学の不備を論破することではありません。
　古代の医学理論を、どのように漢方診療に生かすことができるかを目標に置いて、その基本を紐解いて行きます。
　なお混乱を避けるため、例外を除き、陰陽という用語を、その原点である太極から表われる陰の気と陽の気、並びにこれに直接的に関わる場合のみに限定して使用することを、心掛けることから始めたいと思います。陰陽と言えば、抽象的な概念に転じますが、先程の通り陰陽の元々の意味が、本来はこの陰の気と陽の気にあるからです。
　人体においても、人体のそもそもの始まりとは、太極から表れた陰の気と陽の気に他なりません。そこで出来るだけこれに直接関連する場合にのみ限って、陰陽という用語を使用することにします。
　人体の仕組み上、その医学理論上、人体における"陰陽五行と気"とは具体的に何を指すのか。特に陰陽とは何か。人体の始まりである、太極から表われた陰の気と陽の気が、どのように関わるのか。
　古代の医学理論とは、果たして、どのような理論であったのか。
　今日においては漢方の源流である、古代漢方医学の根幹を尋ねて、その医学理論を明らかにすることこそが、焦眉の急でなければなりません。

人体の陰陽とは？

　漢方医学の古典であり理論書である、黄帝内経素問に、次のような文章があります。

　「人の陰陽を言えば、内を陰と為し、外を陽と為す。人身の陰陽を言えば、背を陽と為し、腹を陰と為す。」

　ここでは人間あるいは人体に関して、人と人身という、二種類の言葉が使い分けられています。

　この文章の後半が、人身つまり人体そのものに関する陰陽です。より詳しくは人体そのものにおける陰陽について言えば、背中を中心とする後半分が陽であり、お腹を中心とする前半分が陰である。このような端的な指摘であるため、これを動かすことはできません。そこで人体の仕組み、つまり人体における"陰陽五行と気"の実態を論じる場合は、この人身の陰陽から出発します。

　そこでまずその前提として、その前の、「人の陰陽を言えば、内を陰と為し、外を陽と為す」という文章が、具体的に何を指すかについての考察が重要になります。

　全体としての文章がどのようなものであったかが分かりませんが、後に出て来る「人身」に対して、「人」というまた別の表現を用いてあるため、この「人」は体だけではなく、より広く、人間を指すと捉えることも可能です。しかし人間の諸事万端に関する、さらなる言及がないこと。続いて内と外という、その存在自体つまり人体に関する具体的な指定があること。また医学書として編纂されており、まず医学の前提となる、人体の基本的な仕組が明らかにされるため、全ては人

体を中心に論じられていると受け止めることができます。

　このように考えれば、この一文は、「そもそも人あるいは人間という存在は、万物の根源から生じたものであり、陽の気が陰の気と化して出現した存在である。」このような意味合いであることが理解できます。この場合の人とは、その存在の実質である、人体そのものを指します。

　そこで人ならびに内という言葉は、人体を指します。内が陰であるとは、人体そのものが陰であるということです。このことは人体の全てが陰の気であるということに他なりません。これに対する外とは、陰の気である人体から離れて、この陰に対する陽、つまりその外のことであり、人体としての陰の気が表われる以前の世界、つまり陽の気を指します。物質存在としての人体そのものとは、太極から表れた陽の気が、人体という方向性の下に固まった、陰の気であるという意味です。

　つまり太極理論そのものに言及した表現です。

　なぜならば個々の存在に関して陰陽五行理論を用いる場合、太極理論に基づいて出現する、それ以降の大前提となる、最初の陰陽を予め指定しておかなければ、先に進むことができません。陰陽五行を論じる時、太極から表われたこの最初の陰陽が、その後に繰り広げられる、仕組み上のより具体的な陰陽五行に先立つ、その原点であり大前提となります。その意味で、この文言を欠かすことができません。そうして初めて、次の人身自体の仕組みつまり医学理論の直接の出発点となる、人体自身の陰陽を語ることが可能になります。

　そこで本書ではこの文章が、人体を語る上でその背景となる、自然観としての太極理論と、個々の存在としての人体との関連、つまり人体観について言及した一文として把握します。

この一文の意をもう少し良く噛み締めると、太極理論に基づく医学であることを宣言するだけではないことに気が付きます。
　さらに次のように展開します。
　陽の気から出現したばかりの、陰の気の塊そのままであれば、たとえ人体の機能を内蔵する構造を有するにしても、この時点では人の形をしただけの、ただの物質の塊としての人体にしか過ぎません。これに外側に存在する陽の気が、何らかの形で直接関与することによってのみ、動きや変化、現象などの生命現象を発揮することが、初めて可能になります。なぜならば陽の気が本来有する、このような性質や能力を放棄することによってのみ、陰の気に転じることが可能になるからです。
　人体が生命体として誕生するためには、陽の気という、先天的な力ないしエネルギーが関与することが不可欠です。この先天的なエネルギーこそが、本来伝承されて来た「命」に他なりません。

　さらに続きます。陽の気のこの関与は、誕生時だけではありません。陽の気といえどもエネルギーであれば、消費されます。したがって人体として維持されるためには、この先天的なエネルギーである陽の気、即ち命が、その後も継続して、終生人体を支え続けることが必要です。命に支えられて初めて、人体の生存が継続していきます。
　逆に命を失うことは、人間としてのその全存在を喪失することです。文字通り絶命することです。万古普遍の真理です。正しく人は土から生まれ、土に帰ります。

<u>解剖から見た人体の基本構造</u>

　古代医学が発祥した当時の、人体に関する理論は、哲学的宗教的な

第 1 章　古代漢方医学の考え方

側面である、気の医学の部分（気と経絡）を除けば、おそらくそれ程複雑ではなく、むしろ素朴で素直な考え方であったことが推測されます。

そこで基本的な考え方や基本的な事実に絞って、考察を進めて行きます。

このような考え方から、ここで古代における解剖について、予め考えておきたいことがあります。

医学を創造する上で、人体の仕組みを調べるためには、一度解剖して、人体の内部を確認しなければなりません。

具体的にその内部に何が存在し、どのような役割を担っているのかを調べます。

もちろん出来得ればその全てを明らかにする必要がありますが、何はともあれ外側からは窺い知ることのできない、何か重要な仕組みが、特にその内部に存在すると考えられるからです。

外から見て、そのような疑問を抱かせる場が、少なくとも胴体と頭部に存在します。

そこで仰向けになった死体を、まず人体の主要な部分である胴体の正中線（真ん中の縦線）で胸を開き、そのまま連続して下に下がりながら腹部を開いて、その内部を覗きます。

胴体内部には、胸に胸腔（きょうくう）、腹部に腹腔（ふくくう）という空洞が存在することが分かります。横隔膜で上下に二分されて、胸と腹に区分されますが、この二つの空洞の中に存在する臓器を、互いに直接関連し合う一連の臓器として把握し、内側に蔵されるという意味で、内臓と呼びました。（月偏は体に関するという意味です。）本書では、"内臓諸器官系"とします。

内臓諸器官系全体をそれぞれの臓腑に分け、心臓や肺、胃や腸、さ

らには骨盤の内部なども、古代なりに詳細に調査したことが想像されます。同時に血液循環の大きな流れや、空気や飲食物、液体などの流れや変化などを確かめました。古代なりに、肉眼で確認される臓器や組織などの、それぞれの生理機能についても追究しました。血液循環については、気が全身を巡るという認識から、血液もまた全身を巡るという前提の下に、調査が行なわれたのではないかと考えられます。

　これらの結論の一つとして、五行に該当する主要な臓器として五臓（肝心脾肺腎）や、これに関連する六腑などを確認しました。

　その一環として五臓の内、前面から取り入れる飲食物が、体内を通過しながらより内部に摂取され、これに関連する摂取器官（膵臓、肝、胆嚢など）が、基本的には人体全体において、その前面に接して存在することを確認したと推測されます。

　これに対して呼気、尿、便などの排泄物に関連する排泄器官（肺、腎、大腸、膀胱など）が、後面寄りに存在します。またその存在を次世代に繋ぐ生殖器官（卵巣、子宮、精巣など）が下部にまとまって存在します。

　空気が出入りする肺は、前面にも後面にも接して存在し、摂取器官、排泄器官の両方の役割を担います。

　胴体内部の胸腔と腹腔に存在する内臓諸器官系を確認し、それぞれの機能を古代なりに検討した上で、この中から主要な五臓（肝心脾肺腎）と、これに付属する六腑を指定しました。これらの五臓の指定に当たっては、内臓諸器官の主要な役割である、自然界との物質交換という観点から決定されました。

　そして外観上の人体の前後という区分に伴って、その内部に存在する内臓諸器官の配置も、大きくは前後に分かれることを確認しました。大約すれば前面に摂取系、後面に排泄系が存在します。

次の段階として、人体の最上部に残った、頭の内部の空洞がどのようになっているかを、開頭して確認しました。

頭部の頭蓋骨の内部、頭蓋腔に脳が存在し、さらにその続きが、背骨の中の脊髄となって、細くなりながらも、背中全体を腰以下にまで、連続して存在することを確かめました。また脊髄から、各神経が分かれて、細くなりつつ、おそらく全身に向かうことも理解したと考えられます。その末端をどこまで追究できたかは分かりませんが、現代医学の知識を念頭において、これらを"脳脊髄神経系"とします。

最後に三番目として、これらの内臓諸器官系と脳脊髄神経系を除いた部分が残ります。

これらの残りの部分はこの両者を包み、かつ全体の芯となりまた四肢に延長し、最終的に全体の表面を形成してその内部を保護し、また全体に動きを与え、その形態を定め支える役割を有することが理解されます。

より具体的にはそれ自体に大きな独立した空洞を有さない、背骨、肋骨、手足の骨、頭蓋骨など。そこから続く各部位の腱や筋肉群。これらを覆い全体を保護する皮膚と、眼や耳を始めとするその付属器官などによって成立します。

これら一連の構造を、"皮膚筋肉骨格系"として一括します。

どの程度意識的であったかは分かりませんが、以上のように人体の構造が、脳脊髄神経系、内臓諸器官系、皮膚筋肉骨格系の三つの大きな要素によって成立することを確認したと考えられます。

この事実は素朴な指摘ですが、現在においても不動の事実です。ただしそのように認識されているかどうかは別の話です。あまりにも素直な認識だからです。解剖して内部を確認し、その構造を調査する以上、その認識の程度を問わなければ、この三大要素が人体の構造の基

本であることに、現在でも違いはありません。
　また人体を養うと考えられる、自然界との物質交換という一連の特筆すべき行為から見た時、胴体の内部の諸器官である内臓諸器官系から見れば、もう一つの空洞である頭部は物質交換においては、表面上は無用の存在であるため、無視されてしまいます。そこで特に自然界との物質交換という観点から、人体を胴体内部とその外側と捉えることができます。これが表裏という二分法です。
　これを今述べている解剖から判断される実態に照らし合わせれば、表とは皮膚筋肉骨格系のことであり、裏とは内臓諸器官系のことであることが分かります。この場合、脳脊髄神経系は皮膚筋肉骨格系の中に含まれてしまいます。

五行と五行循環

　現在の中国伝統医学では、陰陽五行の内の五行が、五臓としての、「肝心脾肺腎」であると明記されています。
　肝心脾肺腎とは、胸腹腔内部に存在する、主要臓器の具体的な名称です。内臓諸器官系をより具体的に明示するとともに、引いてはこれ以外の組織や臓器を含めて、内臓全体を指すと考えられます。
　そこでここから人体における"陰陽五行と気"が、具体的に人体の何を指すのかについて、検証を始めたいと思います。
　この肝心脾肺腎とは、言うまでもなく、人体を解剖することによって明らかにされました。人体の事実そのままです。肝心脾肺腎を現代的に表現すれば、肝は肝臓、心は心臓、脾は脾臓のことではなく膵臓、肺は肺（肺臓）、腎は腎臓のことです。なお脾が膵臓とされる理由は、以下の推論からも明らかです。

一般的に五行には、相生、相克などの関係があります。
　この中に肝心脾肺腎における、さらなる実態が潜んでいる可能性があります。ここでは相克の逆の流れである、次の関係に注目します。

　　脾　→　肝　→　肺　→　心　→　腎

　これらの関係を自然界との物質交換である、飲食物や酸素の摂取から排泄までの流れとして受け止めることが可能です。
　特にエネルギー源となる、飲食物を主体とする把握の仕方です。
　人体自身の維持に必要な物質素材の資を、外界である自然界から、飲食という行為によって入手します。口から入って来た摂取物質は胃を通って、十二指腸に届きます。口からここまでの消化管（ならびにそれ以降の消化管）は、人体内部では、外界に直接連絡するという意味で体外部です。
　この消化管の中で、脾（膵臓）から分泌される消化液やこれらの消化管の運動によって消化吸収されます。一部は胃から大半は小腸の粘膜から、さらにその奥に位置する体内部に吸収されます。ここから内臓レベルつまり五行における、自然界との物質の交換が始まります。
　その始まりは体外に由来する摂取物質が、脾（この場合は膵臓を中心とする消化器官系）の消化管運動と、消化液や消化酵素の分泌を受けることです。

　小腸の内部で粥状に変化した摂取物質は、小腸の絨毛細胞から吸収されて、血液の流れに混入します。この血液の流れは、体外部から、さらに本当の体内部へ導かれる門に当たります。この血管を、解剖学上門脈と呼びます。門脈の中をまず肝臓に向けて流れ、いよいよ体内部に導かれます。

肝臓で摂取物質の一部は血液とともにプールされます。また一部は分解や合成などの変化を受けて、今度は大静脈を通って、肺に送られます。
　実際には肝臓からまず心臓に送られます。心臓を介して肺に向かいます。全身の血液循環全体つまり大循環から見れば、心臓と肺は、心臓から肺へ、肺から心臓へと、二者だけの直接的な、独自の心肺循環（小循環）を形成します。そこで肺→心は、同時に心→肺でもあります。両者をまとめて、肺←→心という関係になります。いわば心臓と肺は兄弟関係にあり、両者を大循環内部における、密接不離の一対の特殊な循環系とみなすことができます。
　肺でガス交換が行われます。不要な炭酸ガスや熱などが排泄され、必要な外気（酸素）を摂取します。続いて肺に直結する心臓に運ばれます。
　今度は全身の中心である心臓から、大動脈に送り出されます。大動脈から四方八方、隅々に向かい、大小様々の血管の中を走って行きます。最後に毛細血管を通って、全身隅々の一個一個の細胞にまで、自然界からの酸素と水分と栄養分が送り届けられます。
　このように吸収された摂取物質（飲食物）は、門脈から体内部に入り、血液とともに肝臓や肺で必要な変化を受けた後、心臓から大動脈を経て、改めて全身を巡る大循環に入り、全身末端まで送られ、それぞれの組織、そして個々の細胞に分配され利用されます。
　その結果細胞内部に生じた不要な物質は、細胞外液となって毛細血管に流入し、この同じ五行を結ぶ血液循環系に乗って、全身を巡ります。その過程で最終的には、腎を始めとする排泄器官で、排泄物質に転じ、体外に送り出されます。腎臓や膀胱などの尿路系から尿が、肺から炭酸ガスが、大腸から糞便が、汗腺から汗など、主要な排泄経路を通って体外に排泄されます。さらに皮膚に付属する各種の器官など

からも、それぞれの分泌物などが排泄されます。

　これらの具体的な排泄物質や分泌物だけではなく、これに伴って余剰の熱や、有り余った気エネルギーも同時に体外に運ばれます。内部の熱は体表面からも放散されます。

　以上のように体外から取り入れた摂取物質は体内で利用され、また最終的に排泄物質となって、再び体外に戻ります。

　これは自然界との物質交換を可能にする、内部の仕組みです。

　五行とは主要な体内の臓器を指定するのみではありません。五行としての相生、相克などの一般的な関係の中に、当時は最先端の知識であった、このような人体の活動と生存に関する、体内の主要な生理活動の一連の経路をも封印したことが理解できます。

　五行を前後に区分すれば、脾（膵臓）と肝（肝臓）が前面に存在し、後面に接する肺を腎（腎臓）とともに排泄器官とし、これらの真ん中に心（心臓）が位置します。

　現代では血液循環を中心に考えますが、古代では気を中心に、気血水が併行して流れると考えていました。このことから気の流れにも、このような全身の中枢としての、主要な流れが存在すると考えていたことが分かります。

　これを暗示するのが太極図です。太極図は気を基本に置いた、全身の仕組みを表すとともに、その根幹となる主要な仕組みをも示しています。経絡で言えば、正十二経絡の真ん中に位置する、奇経八脈に関連すると考えることが可能です。

　毛細血管系をどのように理解したのかなどの、詳細は分かりません。前述のように気が全身を巡るなら、同様に血液も全身を循環すると考えたのではないかと推測されます。

　気を中心に五行を巡る気、血、水の循環の回路、つまり人体の主要

な流れとその機能を、本書では"五行循環"と呼びます。一般的な五行の関係の中に、このような人体の事実の一端を、暗々裏に伝えたことが窺われます。この五行循環を中心に、全身隅々に及ぶネットワークシステムが成立します。

以上のように哲学的宗教的な側面を除いて、五行の内容を検討してみると、時代的な背景を考慮に入れれば、五行が人体の事実に基づく、実態上の設定であったことがほぼ了解できます。

なお五行を現代的に考察し直すならば、次のような二つの解釈が成立します。

1. 個体の維持という観点から、脾ならびに肝を、胃腸消化官系、肝胆膵消化器官系、後はそのまま肺呼吸器官系、腎臓尿路系、心臓循環器系。
2. 次世代への維持も含めて、脾と肝をまとめて消化器官系、腎を二つに分けて腎臓尿路系と生殖器官系、後はそのまま肺呼吸器官系、心臓循環器官系。

気

ところが五行に先立ち、人体の仕組み上、その出発点となるべき、気や陰陽が、人体のどのような事実を具体的に指し示すのかが、必ずしも明らかではありません。

まず気は現代的な認識ではないこともあり、一般には、一定の定義を与えることが困難であるとされています。手元の中医学のテキストには、気が物質であり、あるいは物質の根源であり、人体の構成要素であり、時には生理機能であり、さらにはその機能を発現する精微物

質であるなどの記載があります。

現代的な解釈として、世界（宇宙）が形と気から成立し、形とは物質であり、気とはエネルギーであると書かれています。あるいは陽の気がエネルギーであれば、陰の気とは質量であり、陽の気と陰の気の関係は、エネルギーと質量の関係に相当します。（以上「素問訳注」より）

本書ではここに掲げた、「素問訳注」の考え方を採用することにします。

太極理論と物質存在としての人体の両者の観点から、気に関する、本書の基本的な考え方を記しておきます。

動的な物質構造物の三大要素

人体は自然存在であると同時に、その全てが物質で成立する物質存在であり、人体としての構造を有する物質構造物です。

太極理論から見れば、太極から表れる全ての世界が現実世界ですが、この現実世界の中でも、何らかの形態ないし実質を有する物質として存在すれば、その全ては陽の気が固まって生じた陰の気です。

そこでこの物質世界は陰の気によって成立します。このような物質存在の内私達人間つまり私達自身である人体が、その仕組み上、生得的に備わった認識能力である五官の感覚によって、現実として直接認識できるのは、またその一部です。以上は前に述べた通りです。

物質世界を構築する中で、私達が肉眼的に確認できる物質存在には、大きく分けて二種類の存在形態があります。

一つは固まったまま静止した物質。少なくとも肉眼では、それ自体に何の変化もなく存在する、石のような、その中身が比較的均一な物体。もう一つは存在自体が動いたり変化したりしながら、何らかの現

象を伴って存在する物質があります。後者の場合、それ自体が均一な水や空気などの流動性を有する物質存在があります。その他に同じ物体ではあっても、その内外に動きや変化などの固有の現象を発現する、各種の構造を有する物質構造物があります。

　これらの存在自体に動きや現象や、何らかの変化を有する物質構造物を、ここでは動的物質構造物と呼ぶことにします。動的な物質構造物が有する、動き、変化、現象などを、物質構造物としての機能（あるいは性質）として把握することが可能です。

　この世界には、二種類の動的な物質構造物が存在します。

　一つは人為的に作り出された動的な物質構造物です。もう一つは、動物などの自然存在です。

　動的物質構造物の一般的な例は機械です。

　このような機械は、「機能と構造とエネルギーの三大要素」を不可欠として成立します。

　機械はその存在の意義となる機能、機能を内蔵する構造、構造を作動して機能を発現するエネルギーの三つから成立します。（構造の中に形態を含めます。）

　自動車であれば、基本となる目的あるいは意義としての、走るという動作（機能）と、走ること（機能）を可能とする自動車としての構造と、その構造を作動して、走るという機能を発揮するエネルギー（あるいはエネルギーとそのシステム）が不可欠です。この場合構造が自動車そのものを指すため、自動車の形態（姿形）は構造という表現に含まれます。

　これらの考察から一般に動的物質構造物が、その機能を発揮しながら存在するためには、今ここに述べた、機能と構造とエネルギーの、三大要素が不可欠です。

特に機能を蔵する物質構造物であったとしても、エネルギーを欠けば、外見上静止したまま、ただ存在するだけの物体と変わりがありません。エネルギーが作用することによってのみ、動的な物質構造物に転じて、その機能であり能力であり、その存在意義である機能を発現することが可能となります。

人体は動的な物質構造物である

動物は自然界に自然存在として存在する生物であり、同時に構造を有する物質存在でもあり、構造物としては動的構造物です。

いわば自然としての生命現象である物質代謝を伴う、物質構造物です。

生物としての存在自体に、生まれながらに、動きや現象や変化を有します。生物が示す、このような動きや現象や変化などを、今述べたように、生物としての構造に蔵された機能として捉えることができます。

人体も自然存在であり、物質存在であることから、生物としての、動的な物質構造物です。誕生と同時に、存在自体に動きや現象や、何らかの変化を伴います。また父の精子と母の卵子が合体し、個体の始まりである受精卵が成立すれば、成人の体に向けて、分裂し分化が始まります。

これらは、人体（成人）あるいは人体の萌芽である受精卵に、予め備わった、生まれ付きの能力であり、人体の機能です。人体の機能とは、人体として生存する私達が人間であること、そして私達が行なう、人間としての全ての活動や能力を指します。これらの前提として、受精卵の段階では、成人としての人体に向けて、分化し発達し成長する能力が存在します。

このように人体とは動的物質構造物であるため、機能と構造とエ

ルギーの三大要素が不可欠です。
　正しく機械論によって、その全てが説明され得るという根拠に見えます。

陰の気の性質

　ここで人体が動的物質構造物であるため、その三大要素の観点から、太極理論の内、陰の気について考察します。
　まず人体とは物質存在であるため、陰陽の両者の気の内、陰の気で成立します。
　ところが陰の気とは、動いている陽の気が、その動きを失って、固まってしまっただけの物質存在です。
　陰の気として固まってしまったことは、動かないことであり、それまでの動きを失ったことを意味します。つまり陽の気から陰の気に転じることは、陽の気としての動く、変化し変動するという性質あるいは能力を失うことです。
　これを動的物質構造物の三大要素という観点から見れば、陰の気としての人体とは、確かに人体であり、人体としての機能を蔵する構造を有してはいますが、ただそれだけの存在です。それ自体のみでは、人体としての動きや変化、現象を表すことはなく、したがってこの段階では決して人間として生存している訳ではありません。人の形をしただけの、ただの物質存在です。なぜならば純粋に陰の気だけであれば、陽の気のもつ、動きや変化を与える能力を全て失ってしまうからです。このままであればその構造を作動して、生きる人体即ち人間たらしめるエネルギーは、人体内部を頭から手足の先まで隈なく探しても、どこにも見当たりません。したがって自分自身の力で動き出すことはなく、人形のように、ただそこに静止したまま存在するだけです。
　陰の気とは構造の有無に関わらず、すべての物質存在の素材とな

る、物質要素そのものに他なりません。物質そのもののことであることが分かります。

陽の気の性質

　人体としての生得的な機能である動きや動作が、生誕と同時に発揮されるためには、つまり人体が人間であるためには、誕生する時点で、陰の気の塊である、その時点で必要な構造がすでに完成されて存在するだけでは十分でありません。

　その構造を作動するエネルギーが、何らかの形で、その構造に直接関わりながら、存在の一環として、存在自体の内部に予め存在し、すでに構造を作動し始めていることが必要です。

　受精卵で言えば、受精卵としての機能が発現される以前に、つまり少なくとも受精卵が成立する直前には、予めその機能を発現し得るエネルギーとして存在しなければなりません。

　このエネルギーは、エネルギーとしての性質を失って、固まっただけの陰の気とは直接関係がありません。なぜならば陰の気とは、ただの固まりだけであって、そこにはエネルギーとしての要素が全く存在しないからです。陰の気として表れた構造（形態を含めて）だけでは、たとえその内部に、新たにエネルギーを発生する構造を有していたとしても、その構造さえあれば、それだけでその構造が、自ずから自動的に作動してエネルギーを発生する訳では決してありません。

　そこで陰の気で成立しただけで、未だ動きや現象を欠く、物質構造物としての人体を、予め作動して、生誕時から動きを与える、エネルギーが問題となります。

　陰の気の他には陽の気しか存在しません。

　陽の気は動き回っており、また固まってしまった陰の気に、動きや

変化などを与えることから、エネルギーとしての性質を有することが分かります。

人体という静止した物質構造物を作動して、動的な物質構造物に転じさせるエネルギーを模索すれば、陽の気の他に該当する存在がありません。陰の気として固まっただけで、自らは動かない人体に、生得的に変化や現象を与えるのが、陽の気ということになります。陽の気は人体という陰の気に転じつつ、その一部が陰の気の内部に、その後も引き続き存在し、その構造を予め作動するエネルギーとして関わることになります。

したがって人間という存在は、陰の気で形成された人体という構造物の内部に、その構造に直接関わる形で、陽の気が含まれることによってのみ成立することが分かります。

以上のことから、人としての形を有するだけの陰の気に対して、陽の気は二つの意義を有します。

第一に人体としての陰の気に転じる前の、陰の気の素材としての存在であること。第二に人体の生誕の少なくともその直前から、エネルギーとして、その内部に構造と関連しながら予め存在すること。

この二つの意味で陽の気は、人体としての形態を有する物質存在にとって、それが表れる以前から存在する要素です。陽の気とこれがもたらす人体としての動作や現象は、人体の誕生後に生じる後天的な要素では決してなく、生誕時にはすでに備わっている、それ以前から予め存在する先天的な要素です。

人体におけるエネルギーという点から一般的に見れば、人体内部には、消化器官を通して、後天的に飲食物から発生するエネルギーが存在します。また受精卵や胎児について言えば、母体由来のエネルギーが関わります。母体由来のエネルギーには、後天的な要素と先天的な

要素の両者が関与します。

　しかし後天の要素が先天の要素に直接関わることは、その性質上不可能です。なぜならば構造自体から、誕生後に改めて発生するエネルギーでは、生誕時あるいは受精卵成立時に間に合うことがありません。また同じエネルギーであっても、先天的なエネルギーと後天的なエネルギーとでは、自ずからその性質に、何らかの大きな差異があると考えられます。後天的なエネルギーが、先天的なエネルギーに取って代わることは不可能です。もしそのようなことが可能であれば、生物の生存の実態が自ずから異なってきます。

　このように考えれば、人体にはそれ自体が産み出す後天的なエネルギーとは別に、人体に生得的に動きや現象などを与える、先天的なエネルギーが存在します。

　このエネルギーが、個体が成立する時点で、内部に存在することが可能な経路があります。

　個体の成立に向けて、活動する父の精子と母の卵子です。この両者が合体して、新たな個体の始まりである受精卵を成立させる時点で、両者から、直接受け渡されると考えられます。どのような形で、どのように受け渡されるのかは、もちろん不明です。

　このように先天的なエネルギーは、父の精子と母の卵子に由来します。先祖代々受け継がれて来たエネルギーであり、遡れば自然界にその源を有する、生命あるいは生命の根源としてのエネルギーです。

　それが人体における陽の気です。そして古来、命と呼ばれて来たエネルギーの実態です。

　したがって人体にとって、陽の気とは人体以前の存在であり、陰の気に転じることによって、人体自身を産み出し、かつ人体に生来の性質を発現させる、先天の要素です。

この先天の要素に対して、人体を形成する陰の気とは、物質世界に出現したばかりの人体自身ですが、陽の気の性質である動きを失ってしまい、文字通り人形のように、人の形（構造と形態）をしただけで、動くことなく静止したままの、ただの物質存在です。
　しかし陰の気の塊として生誕する以前から、陰の気に直接関わる陽の気によって、その構造が予め作動されることにより、構造が蔵する機能としての動きや変化を伴って、生きる人体つまり人間として出現します。
　物質世界に現れた人体とそれが生み出す現象の全ては後天の要素ですが、これらの後天の要素の中に、先天の要素が予め内在して、人体が成立し、人間として誕生します。
　人体に限らず、陰の気の固まりとして出現した存在には、これとは別に、その内部にそれ以前の先天的な部分が存在すると考えられます。陰の気、陽の気の両者の含有率やその存在の様式などによって、それぞれの動きや現象や変化の程度が異なり、それぞれの個物として存在すると考えられます。

　以上のように人体における陽の気とは、人体という後天的な物質構造物を先天的に作動して、その機能を発動するエネルギーであることが分かります。
　つまり太極から直接表われる、陽の気の実質がエネルギーであり、少なくともエネルギーとしての性質を有します。また陰の気も、元々は陽の気であるため、「気」の元々の本質がエネルギーであるか、少なくともエネルギーの性質を有することが分かります。
　以上を踏まえて、陽の気と陰の気について、簡単に整理しておきます。
　動き回る陽の気の一部が、動きを減じながら固まって行き、陰の気

に転じて、形ある存在として現出します。これを現代的に表現すれば、「素問訳注」の指摘の通り、陽の気がエネルギーであれば、陰の気とは質量であり、陽の気と陰の気の関係は、エネルギーと質量の関係に相当します。

　エネルギー（陽の気）が質量（陰の気）に転じて、物質を形成し、その結果形ある、あるいは物質として実体を有する存在を成立させることが理解できます。この逆の関係も成立します。

　中国伝統医学では、気という用語が、各種各様に使用されます。本書では混乱を避けるため、気の本質とはエネルギーであるという定義の下に、考察を試みていきます。

　気の働きとされる、推動、温煦、防御、固摂、気化作用の内、各種の生理活動を推し進めるとされる推動作用が、特にエネルギーとしての側面を強調する表現として受け止めることができます。

　黄帝内経素問にも、色々な気が登場します。
　また様々な局面で、気という表現が用いられます。現在の中国伝統医学でも、人体には各種の多様な気が存在します。
　いずれにしても、中国伝統医学は人体という存在の根源に、気の存在とその働きを置く、気の医学です。
　気は存在する場によって、その名称が異なります。またこれに各種の生理機能などの概念が加わり、営気や衛気、胃気、宗気など、多数の気が存在します。これらの種々の気は、先天の気と後天の気（水穀の気）と清気（大気）が結合して造られるとされています。（「中医基礎理論」を参照）
　ところが同じ気として扱われ、陰陽の原点となる、太極から直接出現する、元々の陽の気、陰の気が、これらの気とどのような関係にあるのかが明瞭ではありません。

少なくとも人体自身は、陰の気が固まって形成された存在です。また陽の気が関わっています。これらを前提として、人体自身の仕組み、即ち人体における陰陽五行が追究されなければなりません。
　以上を踏まえながら、次の陰陽との関わりで、人体の仕組みを考察して行きます。

陰陽の実質とは？

　漢方医学上、疾病は人体における陰陽の失調に基づいて発生します。（「中医学の基礎」を参照）
　そこで陰陽の均衡を図ることが、その治療指針となる為、医学理論上、陰陽に関する、具体的な指定が存在しなければ、本来は治療が成立しません。陰陽という用語は様々な局面で使用されますが、人体自身に関する陰陽が明らかであるとは言えません。
　一般に"陰陽五行と気"という人体観の内、この人体観に基づく人体像としての、具体的な指定があるのは五行だけです。
　五行とは肝心脾肺腎です。これは解剖という手段によって明らかになった、人体の具体的な事実であり、人体像（正常な人体の姿と仕組み）の具体的な内容を語るものです。これに対して陰陽に関する設定は、一般論的な視点で語られることが多いのが実情です。医学的な内容として語られる場合であっても、五行程、端的な指定ではありません。
　五行が人体の事実であれば、陰陽の設定も、元々は人体の事実に基づく設定ではなかったのか。このような疑問が生じます。
　人体観（自然観）と人体像という関係で考察すれば、人体像としての陰陽が五行と同様に、人体の事実に基づいて、具体的に指示されることによってのみ、医学が成立します。

また陰陽の原点であるはずの、太極理論との関連が問われることがありません。
　さらに黄帝内経にある、「人身の陰陽を言えば、背を陽と為し、腹を陰と為す」という、この一文の意が、活用されることがありません。
　このように考え合わせて来ると、現在の漢方医学では、医学理論の出発点となるべき人体像における、人体自身の陰陽五行としての、陰陽の概念が明らかではない。このような不満にも似た、強い疑念が改めて湧き出て来ます。いわば人体の成り立ちとしての解剖と生理の、最も基本となる事実が失われている。このような現状に思い至ります。このまま医学理論が先に進むことに対して、大きな違和感を禁じ得ません。
　翻って黄帝内経を始めとして、中国伝統医学では、陰陽という用語が繁用されます。このことは少なくとも初学者にとって、時に混乱を与えるのではないのか。このような危惧の念も生じて来ます。
　そこで再び、人体における元々の陰陽とは何であったのか。
　医学理論の出発点となる、人体の仕組みの根本、即ち人体の陰陽五行における、本来の陰陽が人体自身の、どのような実態を具体的に指す概念であったのかという疑問に直面します。

　そこで五行以前の概念であり、人体の仕組みの出発点であり、根幹をなすはずの陰陽。
　つまり「人体における陰陽五行の、陰陽の具体的な実態とは何か」という、次の課題の考察に移ります。
　人体の始まりである、受精卵における陰陽は、合体した父の精子と母の卵子です。
　成長後の完成した人体における、仕組み上の陰陽に関する考察のポイントは、三つあります。

一つは太極から表われた陽の気と陰の気が、人体にどのように関わるか。

　この考察にとって、太極図が大きな役割を果たします。

　次ぎのポイントは、先程の指摘の通り、中国伝統医学では、人体の様々な気が、父母から賦与される先天の精気（先天の気）、飲食物から得られる水穀の気（後天の気）、そして呼吸から得られる清気の三種類の気からつくられるとされていることです。これらの三者が今述べた陽の気と陰の気と、どのような関連を有するのか。

　最後のポイントとして、古代においても、医学を創造するに当たり、人体自身の自然観察と解剖によって、人体の事実と実態を調査し、確認したことを挙げることができます。

　自然観察と解剖の結果を照らし合わせながら、人体自身の陰陽を、最終的に決定したと推測されるからです。あるいは自然観察の結果を、より具体的に確認するという目的をもって、解剖に臨んだと考えられます。自然観察の結果とは、自然観察から得られた、古代なりの、つまり"陰陽五行と気"に基づく、自然としての人体の自然な仕組みに対する、深い洞察のことです。

　さらに人体の仕組みを追究する目的で、人体自身の陰陽を設定するに当たり、自然観察ならびに解剖の結果から得られた、人体の事実や実態を、どのように理解したかという設問です。

　ここから人体自身の陰陽の設定に関する、具体的な考察を始めます。

　太極理論を念頭に置き、太極図を眺めながら、黄帝内経素問にある、「人身の陰陽については、背を陽、腹を陰とする」を出発点とします。

　考察上、人体全体を太極として扱います。

　人体としてこの物質世界に出現する際、陰と陽という、何らかの意

味で、互いに相異なった性質の、半分ずつから成立する形で表われます。より原義的には太極から出現した陽の気と陰の気という意味での陰陽ですが、ここからは陰陽という用語が、陰の要素、陽の要素といった、抽象的な用語としても使われて行きます。人体の最初の出発点である陰陽が混交する形で、最初に生じる五つの要素が五行です。五行もまた陰陽の一つとされています。そこからより下位の陰陽が次々に表れて、最終的な個々の構成要素が出来上がり、人体全体を構築します。

そこで人体における陰陽五行の陰陽とは、人体の始まりのことです。個体としての人体の始まりは、先程述べたように母親の卵子に父親の精子が合体して、受精卵が成立する形で始まります。（これも一つの陰陽ですが、混乱を避けるためここだけに留めます。）

また人体として完成した後の、成人の人体全体を太極として捉えれば、人体を機能上構造上、互いに相異なる、陰陽の二つの要素に大別できることを意味します。人体がこの陰陽のバランスの上に成立することから、この陰陽の均衡を維持することが、整体（全体で一つの統一された存在）としての人体の、健全性を確保する方法であることが理解されます。

この二大要素である陰陽が、相反し相対立し合うだけで、何の関連もなく存在し合うのであれば、そこからは両者を二大構成要素とする、その全体が成立することがありません。

むしろ両者によって人体という全体が成立するのであれば、相対立し合うが為に、相互に密接不離に関わり合い、依存し合い、補完し合ってこそ、太極としての人体の全てを表現することが可能になります。また陰陽は相反する為に、陰極まれば陽に転じ、陽極まれば陰に転じつつ、消長を重ねながら生存します。

古代漢方医学の理論書である、素問に従って、人体における陰陽を具体的に言えば、陽とは背であり、陰とは腹です。
　陰陽は全体を二分する概念であるため、この場合の背とは、背中を含む後面です。また腹とはお腹を含む前面を指します。人体はその仕組み上、またその構成上、この前後に二分されます。人体を二つに大別する場合、前後という、この二分の仕方は、上下、左右、表裏、内外などの二分よりも、まず真っ先に頭に浮かぶ、素朴な二分方法です。
　なぜならば私達は普段前しか見えず、前に向かってしか歩かず、ほとんどの場合体の前で行動するようにできており、体の前と後では明らかに異なるからです。
　初め陽の気から生じた、陰の気の塊そのものであった、陰という素材としての人体が、次の段階で、このように人体の仕組み上、前（腹）と後（背）という、新たな陰陽に分かれます。つまり陰陽（二大構成要素）という根源の仕組みの下に、人体が顕現します。

　この二分方法に対して、単純に腹と背の前後に、形式的に分けただけなのだろうか。
　このような陰陽設定に関する疑問がまず湧きます。
　陰陽の元々の意味は、太陽を背に向けて、日の当たるところが陽、日の当たらないところが陰であるとされています。
　太極図をどの方向から見るかという問題もありますので、ここでは向かって右側（白）に太陽の光が当たり、右側が背中で陽、左側（黒）がお腹で陰とします。
　まず単純に陰陽に二分した結果、たまたま背中を陽としたことから、陽という漢字が共通する太陽を、記号的な説明のためにのみ、引き合いに出したのではないかという疑問が浮かんで来ます。
　しかしそうではありません。

なぜならば古代では太陽に対して、何らかの信仰心や、現代よりも遥かに強い感情を抱いていたと考えられるからです。この場合太陽は人体の生存を可能とする、自然界の象徴です。さらにその奥に、自然界の全ての根源となる、陽の気が存在します。さらにその背景には、太極が存在します。

特に古代の人達にとって、太陽はこれらを含めた、全ての象徴です。自分達自身の、生存のシンボルであり根源です。

気の箇所で述べたように、陰の気の塊として表われた人体であっても、構造上、つまりその構成要素の一つとして、人体に生得的な動きや現象を与えるエネルギー、つまり陽の気が内在することによって、生存する人体が成立します。

この陽の気とは、古代の人々の認識にとっては、太極から表われ、全ての根源となる、陽の気に他なりません。人間のみならず、自然界のすべてを生かす、先天的なエネルギーです。おそらく自分自身に即しても、これを命として把握していたと考えられます。これを身近な所にシンボリックに求めれば、それは太陽であり、太陽が与えてくれる生きる力、つまり自然界の生命力ということになります。何となくではあっても、そういう古代なりの知識を有し、日々を生きる中で、さらに感覚的に自然に培われていく、陽であり太陽です。例えば素問の生気通天論篇に、「陽気は天と日の如し」とあります。

本書では背中が陽であることは、単純に二分して、太陽との関連で、背中を記号的に陽と指定したのではなく、背中と陽の気との密接な関係を示唆するものとして受け止めます。むしろ不即不離の関係であると捉えるべきです。

語感の関係だと思われますが、陽陰ではなく、陰陽とされます。

そこには陽陰も陰陽もどちらも、その実質において変わりがないので、その語感の上から、陰陽という表現を採ったという認識が見えます。しかしこれはあくまで、語感の上からだけの、言葉としての表現の仕方の話です。

ところが素問の文章では、「背を陽と為す」と、まず陽が先に立ちます。

そこには"陰陽五行と気"という、時代的な常識が存在します。太極から最初に表われるのが、陽の気であり、太極から表われた後の世界でも、陽の気が根源となるからです。つまり元々の陽とは、陽の気に他なりません。

このように考えると、陽が背であることは、取りも直さず、背中にこの陽の気が優位に存在することを示唆します。これを暗喩するのが、「背中に太陽が差す」という表現です。太陽とは人類にとって、自然界における全ての根源である。この現実界においては、いわば万物を産み出す陽の気の象徴である。したがって「背中に太陽が差す」という表現によって、背に陽の気とその機能が集中して存在することを意味します。その結果、背が陽となります。これに対して腹が陰となります。

陰陽という用語は様々に使用されます。しかし物質存在の成立の根本を、陰陽を用いて説明することは、太極理論に従うことを意味します。即ち陰陽の陰とは、直接的には陰の気のことであり、陽とは陽の気のことです。

このように言葉の上からだけで、形式的に陰陽を設定したのではありません。

それでは太極理論上このような意味を有する陰陽が、人体の仕組みとしての実態として、具体的にどのような内容を指すのか。あるいは現代的に見れば、単なる御伽噺であり、荒唐無稽な設定であるのか。

これからの課題です。

先天の気と後天の気

　次に中国伝統医学では、人体の気が、父母から授かる先天の気、飲食物から獲得される水穀の気、自然界の清気（酸素）の三種類に大別されます。

　その他の様々な名称で呼ばれる気が、これらの気から生成されるとされています。

　この中で清気とは、呼吸から摂取される大気です。確かに大気中の酸素が、エネルギーの産生に必須です。しかしエネルギーないしエネルギー源そのものではありません。

　本書では、気をエネルギーとして把握します。したがって人体内部でエネルギーとして作用する気は、先天の気ならびに水穀の気（穀気）の二者になります。清気については、この両者との関連で、考える必要があります。

　まず水穀の気の水穀という言葉が、飲食物の代名詞として使われており、人体の具体的な事実に直接関わる表現です。そこでここから考察を始めます。

　水穀の気は生誕後の飲食という後天的な行為を通して、人体自身の働き（生理機能）によって、体内で新たに発生するエネルギー（気）です。消化器官を通し体内に獲得される、飲み物や食べ物を起源とするエネルギーです。そして少し飛躍しますが、現代的な知識の助けを借りて、エネルギーの発生という点から見れば、大気に由来する清気の実質とは、酸素を指します。そこで飲食に伴う後天的なエネルギーは、飲食物と酸素から獲得されるエネルギーであり、その発生には、消化器官と呼吸器官という、二つの摂取器官が関与します。

両者の内、エネルギー源そのものは消化器官から摂取される飲食物です。古代的には、このエネルギーは消化器官の働きを通して、消化器官が存在する、腹部から発生します。したがってその役割から、本書では、清気を飲食に由来するエネルギーの一部として扱います。

　これに対して飲食や呼吸のような、後天的な行為とは関係なく、新たな個体の始まりである受精卵成立時に、両親から受け継ぐ、先天のエネルギー（気）が存在します。このエネルギーは受精卵として、新たな個体が成立する以前から、その両親にすでに存在するエネルギーであり、個体の成立に関わるエネルギーです。新たに成立した個体から見れば、その成立以前から、すでに存在するエネルギーであり、その意味で先天的に存在するエネルギーです。そこで両親から賦与されるエネルギーは先天の気と呼ばれます。この先天の気から見れば、水穀の気は後天の気として扱われます。

　以上のように気の実質をエネルギーとして把握すれば、人体に作用するエネルギーが二種類存在します。後天の気と先天の気の二つの気エネルギーです。

<u>人体の前面と後面</u>

　ここからは観察や解剖の結果に基づき、人体の事実に即した検討に移ります。

　人体の胸腹部を中心とする前面と、腰背部を中心とする後面には、人体の構造上機能上、どのような特徴が存在するのでしょうか。果たして、人体を二分するだけの、何らかの特徴が存在するのでしょうか。

　まず既に指摘したように、外観上外見上、明らかに分かることがあります。

　人体は前方を見ながら、前を向いて歩き、体の前面で活動をします。

目、耳、鼻、口など、あるいはこれらを含む顔や手や足は前向きです。外界からの情報は、特に顔の前面で獲得します。デスクワークや料理、スポーツなど、ほとんどの活動は、前向きで体の前面を使って行なわれます。この意味で上肢も活動専用の器官です。

　これに対して後面である腰背部の役割を、一口で表現すれば、体を支持することにあります。人体全体を支持しながら、そのまま動いたり移動したりします。

　足も腰も背中も、このように体全体を支えます。下肢、殿部、腰部、背中、首の後ろなど、支えるための、様々な骨や骨格や筋肉が発達しています。一般に支えるだけではなく、活動中の特定の姿勢や、体の恰好あるいは構えなども支えます。椅子に座っている時も、足腰背中を使います。睡眠中は体全体を、体の後面で支えながら眠ります。

　もちろんおんぶしたり、背負ったり、体の後面を活動に、積極的に使う時もあります。

　今度は解剖の結果を見てみます。

　まず前面に接して、その内側には胸部から背中にかけて、胸腔が存在し、その全体を肺が占拠します。前面を中心に真ん中付近には、心臓があります。その奥、背骨の前を、食道が腹部に向かって、下っていきます。

　胸腔の下には、横隔膜を挟んで、腹部の腹腔が存在します。腹腔の中には、胃、小腸、肝臓があり、胃の背後に膵臓が存在します。これらは、すべて体外から栄養分を摂取する消化器官です。

　飲食物は口から入り、食道を通って、腹部の消化器官に送られ消化を受け、消化管の粘膜で吸収され、血液中に摂取されます。また鼻から空気を吸い、肺で酸素が血液中に摂取されます。

　これら全体を体外から体内に必要な物質を取り入れる、摂取器官と

して、まとめることができます。これらの摂取器官から、水分や栄養分や酸素を得て、体を動かしたり、様々な活動に使われるエネルギーが産生されます。

　このように体の前面（上方も含めて）には活動や行動を、その主たる役割とする器官や、機能が集中して存在します。（なお少し細かい話ですが、脾である膵臓が前面に属するとともに、後腹膜にも接することに注目しておきたいと思います。）

　次に腰背部から下方にかけて、その内側には後面に接して、肺、大腸、腎臓、尿管、膀胱などの排泄器官や、子宮、卵巣、精巣などの生殖器官が存在します。

　また頭部から連なって後頚部を通り、背中の中央の上から下まで脳脊髄が存在します。そこから神経が全身に向かいます。また体全体を支える背骨が骨盤の後面から、頭部までを貫き、骨盤から下方は下肢に繋がって、全身の骨格を形成し、その周囲を取り巻く筋肉とともに、全身を支えます。

　なお肺は前面から後面の全てを占める臓器で、前面後面の両面に関わり、吸気、呼気の二つの側面を有します。吸気を摂取、呼気を排泄とします。

　排泄器官は摂取器官等から生じて来る、不要な物質を体外に排泄して、人体の内部環境を、一定の状況に維持します。生殖器官は個体を次の代の個体に伝えるという意味で、広くは人体を維持します。また脳脊髄神経系は、人体全体を統御し維持します。背骨を中心とする筋肉骨格系は、全身の姿勢や形を支持し維持します。

　このように体の後面（下方も含めて）は体の内外を維持し、また活動後のある種の荒廃状況を回復して、活動を支持し維持する器官や機能が集中して存在します。また人体全体を総合し統御して、維持する

器官系や機能が集中します。

　以上のように、外側からの観察や解剖などの結果も踏まえた上で、前面、後面のそれぞれに、特徴的な構造と機能が集中して存在することが理解できます。
　人体前面には、活動を主体とする機能が集中します。活動専用のエネルギー（後天の気）を獲得するための消化器官系、呼吸器官系などの摂取器官が存在します。後天の気を含めて、これらを"広義の脾"と称します。また両手や、情報を得る五官など、活動専用の器官が存在し、後天の気を消費して、前面上方で活動します。大きくはこれらもまとめて、より大きな広義の脾と呼ぶことが可能です。
　このように人体の前面は、人体の生存の意義である、活動（人間の活動）を果たします。
　以上を"活動グループ"として、まとめることができます。
　これに対して人体後面には、活動の結果生じる、疲労やある種の荒廃状況を解消し、また全体を統御して、活動にとって最適の人体状況を回復し、維持し、これによって生存そのものを可能とする働きが集中して存在します。
　臓器としての腎臓を中心とする排泄器官ならびに以上述べた諸器官と、これらに直接関わる先天の気を含めて、"広義の腎"と呼ぶことができます。
　このように人体の後面は、活動を支え、健全性を支えて、生存を維持する機能を果たします。活動グループに対し、"維持グループ"として、まとめることができます。（あるいは"健全性維持グループ"、もっと広く、"生存維持グループ"と称することができます。）

　以上述べて来たように人体の前面と後面には、活動グループと維持

グループという、それぞれ人体全体を二分するだけの、互いに相反し、相互に支え合う、二つの機能と構造が別々に存在します。

したがって単純な理解方法にも見えますが、現代的に考えても、前後という二分方法が、極めて正当な二分法であることが了解できます。

脳脊髄神経系

中国伝統医学では、気血水と経絡と蔵象（五臓六腑）が中心を占め、脳脊髄神経系について、積極的に語られることがありません。

しかし前述の通り古代においても、人体の構造が大きくは外側の皮膚筋肉骨格系と、内側の内臓諸器官系と、頭部の脳とこれに続く脊髄から末梢に至る神経系、つまり脳脊髄神経系の三者によって成立することを、素朴な意味合いで確認したことが窺えます。

解剖の精度はともかくとしても、医学を創造するという立場から、体全体の構造要素を明らかにして、それぞれの役割を確認しないことには、医学として成立しません。したがって脳やこれに続く脊髄や神経の存在を見落としたり、全く無視したとは到底考えることができません。しかも五臓六腑以外の、脳や脊髄を始め、主要な組織や臓器に対しても、それなりの言及が伝えられています。

ただ今日まで伝えられている内容からは、少なくともそれなりに重要視され、かつ活用されているという印象は受けません。そこでもう少し正確な認識が、過去に存在したのではないかと推測されて来ます。むしろこの事実から、何千年という歴史の変遷の中で、医学理論の根幹を成す、ある部分が散逸したり、風化した可能性を指摘せざるを得ません。

解剖して頭部を調べれば、頭から背中に掛けて、脳とこれに続く脊

髄が明らかになります。脳脊髄から様々な神経が、おそらくは末端に向かうのではないかということも、それなりに推定されあるいは結論付けられたと考えられます。筋肉骨格系や内臓系とは、全く異なった器官系として扱われたことは、間違いありません。

　詳細は不明ですが、気の医学の立場からも、十二分に検討されたと考えられます。

　具体的な医学として成立する過程で、人体の三つの構造要素である、これらの皮膚筋肉骨格系と内臓諸器官系と同様に、脳脊髄神経系に対しても、独自の意義が与えられたことが明白です。なぜならば既に述べた通り、大まかな区分にせよ、全ての構造要素の意義、現代的に捉えればその生理機能を明らかにしない限り、医学として成立しないからです。

　現在では一般的に脳脊髄は子宮等とともに、五臓六腑からは除外されて、"奇恒（きこう）の腑"（脳、髄、骨、脈、胆、女子胞）として一括されます。

　奇恒の腑の実態を十分理解することはできません。脳について言えば、古典には、「脳を占める髄が充満すれば、活力に溢れ、不足すれば視覚聴覚に異常が表われ、体力が衰える」とあり、その意味で脳とはエネルギー源であるという指摘があります。また「人始めて生まれ、先ず精を成す。精成りて脳髄生ず」とあり、脳髄が臓器や組織形成の始まりであることが示唆されています。また精と腎の関係から、脳と腎との深い関係も指摘されています。（「中国医学の誕生」を参照）

　奇恒の腑の多くは、本書の立場で考えると、先天の気に強く関連する場です。

　一般に先天の気の供給源は、五行の中の腎とされます。腎は左右両側の背中に位置し、また生殖器官の真近に存在します。またこの近傍

に、"命門の火"という考え方が伝わっています。

　特に前面の特徴を念頭に置けば、脳脊髄神経系も腎も生殖器官系も、背中を中心に存在するという点で、同じ観点からの扱いが可能であると考えられます。つまりこれらが全く別々に無関係に存在するのではなく、むしろ位置的に密接し合うことから、機能上構造上、大きな関連性の下に存在する、一連の器官群であると受け止めることが自然です。

陰の気エネルギー

　太極図に関する考察に移る前に、陰の気というエネルギーの有無について考察します。

　太極図における右側の陽が陽の気であり、その実質がエネルギーであれば、左側である陰の実質もエネルギーだろうか。陰の気はすでにエネルギーとしての性質を失っているはずなのに。

　太極図を眺めると、このような疑問が生じて来ます。

　陰陽と対立させる時は、例えば男女、左右、夜と昼など、一般に同じ性質や対等の立場の存在同士が、対比的に用いられます。

　そこで人体内部に存在する陽の気エネルギーに対して、陰の気と呼ぶべき、エネルギーとしての気が存在するかどうかを、念の為検討します。

　陽の気は人体内部では、先天の気として存在します。この場合の気とは、両方ともエネルギーのことです。ただし先天の気は空間を動き回る陽の気が、人体という形態に特化する形で、その内部に存在するため、陽の気イコール先天の気としていいかどうかは判断できません。正確には陽の気に直接由来する、先天の気と表現すべきです。

　これに対して陽の気から転じた陰の気は、この元々のエネルギーと

いう性質を失って、すでに固まってしまい、現実の形態や構造としてのみ存在します。つまり陽の気が固まってしまった状態を、陰陽の関係から、陰の気と称しているだけです。

気とはエネルギーですが、この場合の陰の気の気とは、陽の気というエネルギーから実際の形態に転じてしまい、元々のエネルギーとしての性質を失ってしまった、いわば「元エネルギー」という意味でしかありません。太極から表れた陽の気が、直接陰の気という、新たなエネルギーに化したという意味ではありません。

そこで人体の仕組みを語る場合、陰陽という用語の上から、この陽の気というエネルギーに対抗して、陰の気と称することが可能な、別のエネルギーが存在するかどうかという話です。

これに該当するエネルギーがあるとすれば、先天の気に対する後天の気しかありません。そこで陽の気に対して、陰陽という用語の関係から、後天の気を陰の気と呼ぶことが出来るかどうかを検討することにします。

空腹になれば、動く元気がなくなります。食べれば元気が出て、活発に動くことができます。

このことは人体という動的物質構造物に、その構造を作動するエネルギーが供給されることによってはじめて、人体の機能である、人間としての能力、特に活動能力を、発揮することができることを意味します。

このエネルギーの主体は、誕生後の飲食という行為によって発生する、後天の気（水穀の気）です。これを獲得する消化器官等は、前面に存在します。

太極から順次見ていけば、太極（宇宙の根源）からまず表れる陽の気（陽）が、人体として固まり陰の気（陰）になります。次にこの陰

（人体全体）が、次の陰陽に分かれて、人体が前と後に二分されます。前が陰、後が陽です。

　そこで最初の太極から見れば、前面は陰のその又陰に相当します。

　後面即ち陽に存在する先天の気は、陽の気に直接由来します。この先天の気から見れば、後天の気は、陰のその又陰から発生します。そこで次元が異なりますが、陽の気（あるいは陽の気エネルギー）に対して、陰陽という用語の上から、後天の気を陰の気（あるいは陰の気エネルギー）と呼ぶことが可能です。繰り返しますが太極から表れた陽の気が、直接陰の気エネルギーに転じるという意味ではありません。

　このような目で太極図を眺めると、人体の後面である陽にはエネルギーとしての陽の気（先天の気）が集中し、また前面である陰には、エネルギーとしての陰の気（後天の気）が集中することが理解できます。

　以上から人体において陰の気と呼ぶ場合、二つの場合があることが分かります。

　一つは元々の意味である、陽の気が固まって表れた陰の気という場合です。この場合の陰の気は人体全体を指します。もう一つは先天の気である陽の気に対して、後天の気を陰の気として扱う場合です。ただし後者の呼び方は混乱の元になるため、ここでのみの一時的な扱い方であり、他で使われることはほとんどありません。

<u>太極図からの考察</u>

　まず現実世界である宇宙自体がどのように成立するか。その後の宇宙全体がどのように進化し、造化していくかを示しています。またこの現実世界（より狭くは物質世界）に存在する、全ての存在の成立原

第1章　古代漢方医学の考え方

理を図示したものです。

　より人体に即して言及すれば、個体の始まりである受精卵が、次々に二分裂を繰り返しながら、最終的に完成された人体に構成されていく姿として把握することが可能です。合わせて人体が"陰陽五行と気"という原理によって成立する、全体として一つに、統一された存在であることを意味します。

　ここでは太極図から、人体内部における、気の流れを推論してみます。

　太極図を人体として捉えた場合、太極（外側の大円）によって人体全体が表現されます。おそらく体幹を中心に全体をまとめ、気次元における人体の仕組みを暗示するものです。

　人体は陰陽に二分されます。

　完成された人体にとって、全体を二分する、外観上の最初の陰陽の実態とは、その前面と後面のことです。陰が胸腹部を中心とする前面であり、陽が腰背部を中心とする後面です。前面胸腹部には上肢、前頸部、顔面、前頭部が含まれます。また後面腰背部には後頭部、後頸部、下肢が含まれます。

　向かって左側（黒）が前面（陰）であり、人体の前半分が、主として陰の気に支配されることを表すとともに、その主要な流れを表します。陰の気とは前述の通り、後天の気のことです。

　前面を占める陰は下部を最大として、下方から上方に、弧を描きながら流れて漸減し、上部で最小と化して消失します。

　このことは陰の気（後天の気）の源が下腹部に存在し、そこで発生する後天の気が、発生源に続いて主要な流路を形成し、そこから上方に流れながら、エネルギーとして使われつつ、しだいに希薄になっていくことを示します。

67

これを実際の人体に当て嵌めてみると、後天の気は、前面下腹部、いわゆる丹田と称される付近に存在する、胃や小腸などの消化管を発生源とします。そこから上腹部前胸部に主要な流路を形成しつつ、上方顔面頭部に向かうことを示しています。またこれらを人体の事実に当て嵌めて発展させて考えれば、さらに肩から上肢に流れ、これらの過程で肝臓から血液循環系に流入します。

　気とはエネルギーであり、後天の気がこのように、下腹部を発生源として、主として前面上半身を灌流しながら、その流域の各組織で消費されると考えていたことが分かります。

　人体の前面には、人体の現実的な機能であり、その生存意義を果たす、活動グループ（広義の脾）が集中します。人体の前面とは、人間としての活動の場です。

　したがって人体における陰陽五行の陰とは、生後の飲食に由来する後天的なエネルギーと構造と機能を網羅した概念であり、前述の通り活動グループと表現できます。

　気の医学の立場から、その中核を問えば、活動グループを司る、後天の気です。人体における陰陽五行の陰の中核とは、後天の気であり、この後天の気の起源を問えば、直接的には飲食物ですが、本をただせば太極から陽の気を通して表れた、陰の気から発生する後天的なエネルギーであり、前述の通り陽の気に対して、陰の気と呼ぶことができます。

　これに対して陽は上部を最大として、上方から下方に、弧を描きながら流れて漸減し、下部で最小と化して消失します。

　これは陽の気（先天の気）の源が頭部に存在し、そこで供給された先天の気が、供給源に続いて主要な流路を形成し、下方に流れながら、しだいに希薄になっていくことを示しています。

これを実際の人体に当て嵌めてみると、先天の気は、頭部に存在する、脳を供給源とします。そこから後頭部後頸部を経て、背中腰部に主要な流路を形成しつつ、臀部骨盤内部、そして下肢へと向かいます。腰部臀部から下肢に流れます。

　またこの過程で脳脊髄神経系を介して、全身に流入します。

　先天の気がこのように、主として後面下半身を灌流しながら、その流域の各組織で消費されると考えていたことが分かります。人体の後面には、前面の活動グループを支えて、人体の生存と健全な維持を図る、維持グループ（広義の腎）が集中します。人体の後面とは、人体自身を維持し保全することによって、間接的にその生存意義を果たす場です。文字通り後方支援の場です。

　したがって人体における陰陽五行の陽とは、これらの全てのエネルギーと構造と機能を網羅した概念であり、前述の通り維持グループ（生存維持グループ）と表現できます。

　気の医学の立場からその中核を問えば、維持グループを司る、先天の気です。人体における陰陽五行の陽の中核とは、先天の気であり、命です。この先天の気の起源を問えば、太極から直接表れた、他ならぬ陽の気です。ただし陽の気が人体内部では先天の気に転じますが、前述の通り人体に特化することによって、何らかの変化を伴う可能性も否定できません。

　人体内部における陽の気は、元々両親に由来し、受精卵が成立する時に、そのシステムとともに賦与される先天の気です。

　人体としての構造が整う過程で、頭頂部に存在する脳という、供給源としての形態とその仕組みを有することになります。生誕後は自然界から、おそらくは頭頂部付近を通して、供給されると考えていたのではないかと推測されます。

先天の気は文字通り、人体の先天的な働きを行使します。
　先天的な働きは人体の誕生に直接的に携わります。さらに人体が誕生する以上、誕生後は人体自身の力で、人体本来のそのままに生存しなければなりません。そこで自然の仕組みの上から、先天的な働きの一つとして、生存と健全性の維持という役割を直接的に担当して、人体全体を常時保全し、かつ生存の意義である人間の活動に対して、その時々の人体の状態を最適に確保します。また個体としての生存を、次世代に繋いで、次の個体を維持します。
　これらの働きを実施する器官群が、腎を始めとする排泄器官、脳脊髄神経系、生殖器官などです。これらの多くが人体の後面から下方にかけて、つまり陽に位置します。
　この場合陽の働きとは、陰陽の語感から受ける意味合いとは裏腹に、人体の存在の前面に立つことなく、文字通りその背後にあって、これを下支えする基本となる体力、つまり生命力であり、命の働きです。これを象徴する言葉が、「背中に差す太陽」という表現です。
　太陽が私達の生存環境である自然界を、頭上高く、日の出から日の入りまで照らし続けるように、また地球の全生命を抱（いだ）くように、人体の陽即ち命もまたその最上部最内奥から、前面下方に向かって、人体の内部を隅々まで照らし、生命とその力を与え続けます。太陽とは異なり、いわば縁の下の力持ちであり、知られざる大自然の力です。

　このように考えれば、極大となる最上部が、頭部即ち脳を表しており、これがそのまま下降するため、脳脊髄がそのまま、先天の気の主要な流れに合致します。
　現代とは異なる、気の医学という医療体系が成立する、そのような時代の話です。想像をさらに逞しくするとすれば、おそらくもっと古くは、人体の中で、陽の気が先天の気と化する場、つまり命の供給を

受ける場が明らかであったと推察されます。
　もしそのような場があるとすれば、陽の気とはいわば天の気であり、太陽つまり天との関連で論じられたことも分かります。天は頭上にあり、太陽は頭上を照らします。体の内天に一番近い所とは、頭つまり脳を置いて他にはありません。より具体的には頭頂部ないしその近辺であったのではないかと考えられて来ます。
　先天の気つまり陽の気とは、人体を産み出す、人体の根源となる力です。

　先程の文章、「人始めて生まれ、先ず精を成す。精成りて脳髄生ず」などを参考に考察すると、気から最初に生成される精あるいは精気とは、生命に直接関わる本質的な物質であり、これに直結する形で脳が形成されます。
　そこで命と脳が密接不離の形で関わり、脳が最初に表れることが分かります。
　明代の李時珍によれば、「脳は元神の府である」とされます。
　これは脳が人体の中枢であり、精神機能を発揮するだけではなく、根源であることをも意味します。より具体的には先天の気（命）を直接受ける場であり、したがって人体の元々の萌芽であり、萌芽が脳へと発達し成長するだけではなく、同時にそれ以降の人体即ち全身にとっては、発生し成長する根源の場となります。したがって必然的にそれ以降即ち全身を、統御し維持し支配する場として存続します。さらに人体が単なる生物や動物ではなく、また人体という物質存在としてただ存続するだけでなく、万物の霊長である人間であり、その人間性の発露として、高い精神を有し、様々な創造力を発揮します。また精神機能などの高次元の働きは、主としてこの先天の気によって直接行使されます。

後天の気が前面最下部にその発生源を有することから、先天の気はその対極である後面最上部、頭頂部付近に、その供給源を有することが分かります。脳はその頭頂部を中心として、陽の気を受け、先天の気を供給する場です。その後の人体の発達成長生存老化などに対して、その根源として作用し続けます。

　なお陰陽と五行の関係を見れば、五行循環の内、陰には脾と肝、陽には肺と腎が該当し、心は中心にあって、陰陽と五行の全体を連携します。その陽の内、腎が直接脳脊髄神経系と関連し、五行循環の重要な一角を占めます。

　生存という観点から、太極理論と太極図を参考にしながら、物質構造物である人体の仕組みを捉えると、形態と構造のみを有するだけの、物質構造物そのものには、生誕時すでにその構造を作動して、生存そのものを産み出する力がありません。
　人体が誕生し生存することは、生まれながら、この力をその存在の一環として内部に有することが不可欠です。つまり人体自身の生存を可能とするシステムが内在することを意味します。このシステムには、何らかの先天的な要因が関わらざるを得ません。先天的な要素を抜きにして、生存は成立しません。この生存と生存を維持するシステムならびにそのエネルギーが、太極図では右側に描写されています。
　これを上下関係で見れば、後面が前面に対して上に存在することから、後面のシステムが前面のシステムにとって、より上位にあり、より根源的であり、後面が前面を支配することが分かります。
　なお私達は前を向いて動くため、一般に前面を太陽に向けることが多く、その場合背中が日陰になります。このような感覚から、人体に対して陰陽という言葉を用いる時、前が陽で、後が陰ではないかと感

第1章 古代漢方医学の考え方

じるかも知れません。実際人体が対外的に活動する場合は、そういう解釈が成立します。ところが人体自身の陰陽を問えば、その観察する視点が体の内側に転じるため、その仕組み上、陰陽がこの逆になります。

内部では生命の根源である太陽が、上方後面から、全身の隅々まで照らし続けて、命を降り注ぎます。この力を受けて、これを基盤に前面で、その意義である人間の活動に従事します。このような仕組みであることが分かります。

陰陽という言葉を用いる場合、このように混乱を招きやすいことを念頭に置くことが必要です。

以上の考察から、本書では次のように推測します。

先天の気は脳を供給源として脳や脊髄を満たして流れ、各神経を介して全身に送られます。その一環として脳脊髄から直接腎に供給され、そこから五行循環に流れます。後世、脳脊髄神経系に関する考え方が失われていき、その結果、五行の中で、脳脊髄神経系に最も深く関わる腎が、これらに代わる器官として、これらを代表する形で、扱われるようになったことが窺えます。

また太極図が描く陰と陽は、単純に左右に二分された陰陽ではありません。陰の気、陽の気が次々に陰陽に分化するだけではありません。人体内部では、陰の気も陽の気も消長と運動を生じて、全体が円運動を描きながら、生命活動を発揮する姿です。全ての存在の根源である気が全身を巡り、循環しながら、生存することを暗喩します。

このより具体的な表れが、血液とその循環です。気の医学では気がその主体ですが、その働きをより具現化するのが、血液とその循環系であると言えます。そこで両者が原則として並行して流れ、全身を網羅するとともに、気が血液循環に流入し、気血として密接不離の関係

を構築します。

　以上の内容を経絡との関連で論じると、次のような考察が可能です。
　一般に経絡を十二経脈ならびに奇経八脈に大別して、把握することが可能です。前者が表の流れ、後者が裏の流れです。
　十二経脈は表である、四肢と体表の流れを示します。
　これに対して奇経八脈は裏を流れ、主として五行を、即ち主要な内臓ならびに脳脊髄神経系を巡る流れであったことが、強く示唆されて来ます。特に後部背面正中線を流れる督脈は脳脊髄神経系の流れ、そして前面正中線を流れる任脈が胸腹部の流れなどを示唆すると受け止めることができます。
　奇経八脈は生存環境から獲得される、先天、後天の両者の気エネルギー供給を直接司る流れであり、元々の気の医学の観点から、人体の仕組みの根幹を形成します。本書で述べる五行循環に強く関連します。エネルギーシステムの中枢である、奇経八脈から送り出される、両者の気エネルギーが合流し、十二経脈に流入し、全身を巡ります。奇経八脈と十二経脈の、表裏を結ぶ流れが十二経別です。
　十二経脈から溢れる気が、奇経八脈に流入すると考えるよりも、経絡全体としての流れの中では、奇経八脈がその中枢になり、ここから全身隅々に向かって流れ出します。奇経八脈に気を送り出す源が丹田であり、大脳です。したがって奇経八脈を介して、全身に供給される気エネルギーの量が大きい人程、個体としての体力に恵まれることになります。またその流れが良ければ良い程、体調が良好ということになります。

"後天の本"と"先天の本"

　次に"後天の本"と"先天の本"について、触れておきたいと思います。

　中医学のテキストでは、脾が後天の本、腎が先天の本であると書かれています。

　このように両者を並べてみると、両者が一対を形成することによって、特別な意義を有するのではなかったのかと推測されて来ます。しかし五行の内の脾腎の両者だけに対して、なぜこのような表現が改めて必要であるのか。このことに関して語られることは、ほとんどないという印象を受けます。特に両者の関係が示唆されることなく、それぞれが別々の箇所で、それぞれ単独で語られる時、それぞれの概念にどのような意義が籠められているのかという疑問が湧いて来ます。

　後天の気の発生源である脾は、特に後天の本とされます。

　後天の本という表現から、五行としての脾に対する単純な別称ではなく、これを越える概念であることが分かります。五行である脾とは、端的には膵臓を指し、より具体的にはその構造と機能のことですが、これを主体としながらも、そこから発生する後天の気を含めた概念であることが分かります。結果的にはさらにより広く、膵臓を含めて、後天の気とこれに関わる諸器官あるいは構造と機能を指します。「後天の生存と活動を可能とする本」という意味合いであることが理解されます。本書で言えば、広義の脾（活動グループ）にほぼ該当する考え方です。

　その一方で腎を先天の本と呼びます。

　この表現も単純に五行としての腎を指すのではなく、より広く先天の気ならびに先天の気に密接に関わる諸器官を指すと考えられます。本書で述べる広義の腎（維持グループ）にほぼ該当する考え方です。

以上をより厳密に言えば、後天の本とは、広義の脾の構造を作動する原動力（後天の気）、ならびにこの原動力の発生に関わる諸器官群（摂取器官系）の両者を含めた概念です。つまり後天の気に力点の置かれた表現であり、後天の気とこれを発生しかつ消費する諸器官という意味合いであることが理解されてきます。
　広義の腎についても同様です。先天の本とは、広義の腎の構造を作動する原動力（先天の気）、およびこの原動力の供給に関わる諸器官群（主として脳脊髄神経系と腎を中心とする排泄器官）の両者を含めた概念です。

　それではなぜこのような命名が、改めて行なわれなければならなかったのか。
　それは「後天、先天」という言葉と、「本」という言葉を見直すことによって明らかになります。
　まず「後天、先天」という表現から、両者が五行という五大要素を越えた、さらにその上の、人体の仕組み上の二大要素に該当することが判明します。
　人体の仕組みにとって、五行としての脾と腎に、それぞれ重なり直結しながらも、五行としての両者を越えて、二大要素として扱わなければならない、無視できない概念が存在したことを示しています。五行としての脾や腎の働きを、それぞれ大きく越えた概念であるため、五行とは別の形で、一度扱っておくべき内容を示唆するものです。後世の人達も、おそらくはこの表現に、このような認識を感じ取ったために、今日まで失われることなく、伝えられて来た表現であると推測されます。
　本書で言えば、それぞれが広義の脾と広義の腎に相当します。
　次に「本」という表現から、人体の仕組み上の、より本質を追究し

た概念であることが明らかになります。

　陰の気の固まりである、ただの物質構造物としての人体が、改めて動きや現象を獲得して、実際の生きた人体即ち人間に転じるためには、動きや現象を生み出す構造が存在するだけでは成立しない。その構造を作動して、動きや変化を発現する力つまりエネルギーと、その供給システムこそが、人体の仕組みの主体であるという認識から来る命名です。つまり人体の仕組みに対して、気の医学の立場から、気を前面に打ち出した命名であることが分かります。

　以上のように解釈すると、今では言葉だけが残ったかのような印象を与える、この「後天の本、先天の本」こそが、実は人体における陰陽五行としての陰陽であり、人体自身の陰陽を示す、人体の仕組み上、本来の陰陽としての、元々の表現ではなかったのだろうかという結論に落ち着きます。

　素問にある、「背を陽と為し、腹を陰と為す」という内容の、より具体的な実質を述べたものです。

　以上を現代的に改めて考察し直すと、その背景に、次のような考え方を認めることができます。

　まず動的物質構造物は、三大要素である、機能と構造とエネルギーを不可欠として成立します。

　機能はこれを発現する構造が必要です。構造とは機能を発現するための仕掛けであり、装置ですが、物質構造物の構造そのものであり、引いては物質構造物そのものに他なりません。

　ところがこのように機能を発現する準備が完了した物質構造物であったとしても、構造を作動するエネルギーが作用しなければ、ただの静止した物体と変わりがありません。

　そこで動的物質構造物の三大要素である、機能と構造とエネルギー

の内、最後のエネルギーという要素が、物質構造物の存在意義を最終的に発現するという意味において、物質構造物にとって最大の要素であると受け止めることが可能です。

つまり現実に形態として表れた構造よりも、これを作動するエネルギーに重点を置いた考え方です。「動的な構造物はエネルギーが作用して初めて、その意義を発揮することが可能となる。」

このような考え方が、後天の本ならびに先天の本という、一対の概念に込められていることが理解されます。

漢方医学とは、元々気の医学です。人体としての生存が、医学としての出発点である気にあります。さらにその原点が、太極から表れる、陰の気、陽の気の内の、陽の気即ちエネルギーにあります。本をただせば、全てはエネルギーの表れということになります。

そこで現代的に解釈すれば、「古代漢方医学とは、"エネルギー医学"である」と受け止めることが可能です。

人体の仕組みにおける根源とは？

次に人体の仕組み上、後天の気と先天の気の両者の内、どちらの気がより根源かを、改めて考えてみたいと思います。

ここでは人体の仕組みを、動的物質構造物である自動車、特にガソリン車と比較してみます。

ガソリン車にはバッテリーから流れる電気と、ガソリンとエンジンから獲得される馬力の、両者のエネルギーが作用します。

走るための直接の原動力とは、後者のガソリンとエンジンという装置から発生する馬力です。しかしこの馬力が発生するためには、エンジンという装置を作動する電気が、予め絶えず流れており、エンジンが既に作動していることが不可欠です。そこで両者のエネルギーの

内、ガソリン車にとって根源となる、第一エネルギーとは、改めて言及するまでもなく、バッテリーから流れる電気です。バッテリーが上がってしまえば、どれだけガソリンを給油しても、どれだけアクセルを強く踏み込んでも、車は微動だにしません。

人体で言えば命である先天の気、つまり陽の気が第一エネルギーです。第一エネルギーである命が存在しなければ、人体として生存することも、人間としての能力を発揮することもできません。この点だけを見れば、人体としての構造を有するものの、エネルギーを欠けば、ただの物体同然の存在に転じてしまいます。

人体には二種類のエネルギーが作用していますが、さらにその根源を問えば、人体という形態を産み出す陽の気に由来する、第一エネルギーと呼ぶべき先天の気、即ち命が、より根源的な存在であることが分かります。そこで人体の生存の根底に命を置く漢方医学を、「命の医学」と称することが可能です。

陰陽のまとめ

中国伝統医学では、陰陽という用語が至る所で使われます。

病者を前にすれば、治療に専念することが先決です。そのような場で抽象的な概念など、ほとんど邪魔でしかありません。医学理論の始まりとなった人体自身の本来の陰陽など、当たり前の前提であり、出発点にしか過ぎません。診療の場では具体的な生薬の使い方や、必要な経絡、経穴などの知識が優先します。その場における陰陽が優先されます。

このような流れの中で、人体自身の本来の陰陽に対する、基本的な認識が薄らいでいったことが想像されます。時代そのものも、歴史とともに大きく変遷します。現在のように社会のどこかで、学問の本来

の意義を失うことなく、基礎研究に、日々、黙々と打ち込む人達が存在する。そのような時代ではありません。まして記録や通信などの手段も思うに任せぬ時代です。

いつのまにか、人体の仕組み上、最も重要な出発点であった、人体自身の陰陽が風化して行きました。人々の念頭からも去ってしまいました。

陰陽のバランスが整うとは？

この項の最後に、陰陽のバランスについて述べておきます。

陰陽五行気血水とは、人体自身を表現する用語ですが、同時に気血水を中心とする、その内部環境を表すと捉えることが可能です。

この点から気血水とその流れに異常が存在しなければ、五行を巡るこれらの循環が円滑に維持されて、相互に相生の関係を生じ、その調和を維持することができます。

引いては五行の調和が整い、陰陽の均衡が保たれて、最終的に定常に至ります。その結果人体の機能であり、蔵された能力である、人間の活動を十分に発揮できる状態に到達します。少なくともそのような方向に導かれます。

このように気血水が順調に流れれば、五行の調和が保たれて、陰陽のバランスが整い、全身状態が良好に準備されるという考え方が成立します。

そこで何を以って陰陽の均衡が保たれると判断されるか。具体的に陰陽のバランスとは何かという問題があります。

陰陽のバランスが調った状態を、一口で言えば、頭痛や肩こりなどの不定愁訴がなく、元気があり活力が備わった状態です。心身が快適に感じる状態です。いつでもエネルギッシュに行動に移ることができ

る状態です。
　さあ今日も一日頑張るぞ。これからも張り切って生きていくぞ。このようなやる気と気迫に満ちた状態です。
　以上のような陰陽のバランスの回復を目的とする、漢方製剤の処方方法については、最終章に具体的にまとめてあります。

第2章
人体の自然な仕組み

第 2 章　人体の自然な仕組み

　人体には自然存在ならびに物質存在という、両面があることを指摘しました。

　物質存在としての解明については、現代医学がすでに膨大な知見を重ね、現在もなお進行中です。

　それでは古代漢方医学は、その自然観察の結果、人体のどのような真実を語ろうとしたのでしょうか？

　ここでは漢方医学から一度離れて、現代的な視点から、自然存在としての人体がどのような仕組みによって生存するかを探究していきます。

　まず本書の発端となった、まえがきの言葉に戻ることから始めたいと思います。

§2・1　前言

　「人間は朝太陽が昇れば目を覚まして起床し、昼間を過ごして、日没後夜になれば疲れて眠る。翌朝再び目を覚ませば、前日までの疲労が消失しており、起床して、次の一日を送る。このような毎日を過ごし、一日一日の積み重ねによって、その一生を過ごす。

　また空腹になれば動く元気がなくなり、食べれば空腹が解消するとともに、元気が出て再び動き回り活動する。その結果疲労が生じる。この疲労は食べたり飲んだりしても、消失することがない。入眠直前に大食したり、あるいは睡眠中に点滴やチューブで体外から栄養を大量補給したとしても、睡眠時間が明らかに短縮したり、不要になるという事実は存在しない。

しかし眠れば疲労が消失することは、誰もが経験する客観的な事実である。
　このように疲れと疲れに伴う眠気は、睡眠によってしか解消することができない。如何なる手段を講じたとしても、睡眠が不要になることは決してない。疲労を解消する方法は睡眠以外に絶無である。」

　以上は日々を過ごす人間の、古今東西、変わることのない、自然な姿です。
　人間の自然な姿とは、同時に人間としての存在の実質である、人体の自然な姿のことです。そのまま自然としての、つまり生物としての人体の姿です。換言すれば人体の自然な姿とは、人体の生物としての生存の実態を表します。
　人体の生存の実態つまり人体のありのままの姿は、自然存在としての人体に、自然としての仕組みが存在することを明示します。
　物質存在としての、死体の解剖から明らかにされた、従来の構造論的な仕組みとは別に、自然としての人体には、自然としての自然な仕組みが厳存することが分かります。

　一言で表現すれば、次のような仕組みであることが理解できます。

「人体の自然な仕組みとは、昼間の活動によって人体自身に生じる、その日一日の疲労荒廃状況を翌日に持ち越すことなく、日々、一日一日を元気溌剌快適に過ごして、その人生を全うする仕組みである。」

　さらにこれらの仕組みから、次のような疑問が生じます。

「昼間活動時空腹になれば、動く元気がなくなり、しかし飲食をす

れば、再び動く元気が出てくる。ところが活動し、一日を過ごせば、疲れが生じ、夜は眠らなければならない。この事実は昼間眼を覚まして、動きながら一日を過ごせば、その間に、体そのものが消耗することを示す。この消耗が疲労として表現される。

このことは昼間覚醒時の活動が飲食物から入手されるエネルギーと、朝は疲労から解放された人体自身の、両者を消費することを意味する。しかも一度発生した疲労を除去するためには、眠るより他に方法がない。つまり飲食物には疲労を除く力がない。

これらの一連の事実は、人体の仕組みが二面性を有することを、雄弁に物語るのではないだろうか？」

人間の存在の実態とは人体であり、人間は端的には、人体として存在し生存します。

人体とは生物であり自然そのものであり、自然界に生存する自然存在です。他方で人体はその全てが物質によって成立する、生物としての物質構造物です。近代以降、物質構造物という観点から、人体の仕組みが構造論的に解明されて来ました。

しかしこのように人体とは物質存在であるとともに、自然存在でもあります。

「人体のこの二つの側面に同時に着目すれば、これまで明らかにされることのなかった、自然としての、人体の自然な仕組みを探究することができるのではないだろうか。」

このような発想が生じて来ます。

以上のような人体に対する観察や疑問から出発して、自然としての

人体の事実即ち生存の実態に基き、人体が物質構造物であるという角度も踏まえた上で、本章では自然としての人体の仕組み、即ち人体の自然な仕組みを究明していきます。

特に人体の仕組みの根幹となる、生存の仕組みの探究を最終目標に置いて解明を試みることにします。

人体の自然な姿を観察するに当たっては、人間の普段の在りのままの姿を、第三者的に客観的に判断するとともに、疲労などのように、観察者自らの人体に生じる主観的な感覚の内、人体に共通する自覚感覚を、人体の客観的な事実として改めて採用し、これらの事実に基づいて考察を進めていきます。

本書では主として男女に共通する、成人後の健常な人体を対象として考察します。

§2・2　自然な姿と自然な仕組み

人体は物質から成立する物質存在であり、また自然界に自然に発生して生存する自然存在でもあります。

まず私達が生存する自然界とは、物質によって成立する物質世界です。

人体もその全てが物質によって成立する物質存在であり、人体に蔵される、人間としての動作や現象や変化などを表す性質を有する、生物としての物質構造物です。

人体を物質存在という点から見れば、人体の構造を有し、生物の物質代謝を有する、動的な物質構造物です。人体としての性質や現象を含めて、人体が発揮する人間の全てを、人体という動的物質構造物の機能として把握することが可能です。

第2章　人体の自然な仕組み

　動的物質構造物は、その存在意義となる機能と、機能を内蔵する構造と、構造を作動して機能を発現するエネルギーを不可欠の三大要素として成立します。これらは人体の仕組みを機械論的に見た時の、動的物質構造物としての人体における、その内部の基本的な仕組みです。

　他方人体は自然界に生存する生物であり、自然そのものです。
　自然界とは広くは宇宙ですが、人体とその生存を語る時、特に地球を中心とする生存環境を抜きにして語ることはできません。
　人体は自然存在ですから、直接の生存環境である地球という、自然ないし自然界の直接的間接的な影響下に存在します。否むしろこの自然界から完全に離脱して、単独で生存することは不可能です。
　私達にとって自然界の変動の一つの中心である、特に太陽の支配下あるいはその直接的な影響下に生存します。
　具体的には人間は朝、日が昇れば目を覚まして起床し、昼間を過ごして、夕暮れに日が没し、夜半になれば疲れて、目を閉じて眠りに就きます。このような太陽の運行に伴う昼夜によって、生存の時間的な単位である一日が規定されます。この昼夜ならびに一日という、自然界のリズムが、そのまま人体の生存のリズムとなります。

　同じ生物であっても、それぞれの生きる姿は千差万別であり、それぞれが個性ある存在です。
　それぞれの形や動きや変化など、それぞれの個性の下に生存する姿に、自然としての特徴が表現されます。自然としての特徴とは、自然としてのその仕組みの表われに他なりません。
　例えば薔薇であれば、その個性ある花や花びらや、葉や茎や棘など、その個性としての全てが、そのまま自然としての仕組みであり、その

表われです。薔薇として共通する姿が、薔薇という自然存在に共通する自然な仕組みであり、その直接の表れです。

　鳥であれば、鳥としての形や、空を飛ぶという、鳥としての形態や特徴がそのまま、自然として生存する鳥の、自然な姿です。この自然な姿とは、自然としてのその仕組みの表れです。

　このように生物間における生存する姿の相違とは、それぞれが有する、自然としての仕組みの違いに異なりません。自然存在はそれぞれが本来具有する、自然の仕組みによって生存するため、それぞれの個性ある生きる姿に、そのまま自然の仕組みが表現されます。

　全ては当たり前の事実ですが、本書で述べる、「人体の自然な仕組み」とは、人体が自然として有する、このような自然の仕組みのことを指します。

　したがって人体の自然な仕組みは、内部の構造論的な仕組みに支えられながらも、自然存在として存在する姿、即ち人体全体あるいは人体自身の自然な姿として表現されます。自然としての仕組みは、おそらく構造論的な仕組みの、大前提となる仕組みであろうことが予測されます。

　そしてこの自然の仕組みの根幹にこそ、自然として生存する、生存の仕組みが隠されていることが窺われます。

　この自然な姿とは、人体が生存する上で、その全体の姿に自ずから表出される、生物としての人体の事実であり、生存の実態のことです。

　生存の実態から、自然としての仕組みを調べるためには、人体全体が表現するありのままの姿、つまり人間の日常の自然な姿を、改めて見詰め直す必要があります。

§2・3　生存の実態

　人間の存在の実態は人体にあり、人間は人体として存在し生存します。

　生存する人体の自然な姿を観察すれば、人体の客観的な事実である、生存の実態が判明します。生存の実態である、人体の主要な事実を列挙すれば、次のようになります。

1．人体は自然界に生存する生物であり、自然そのものである。

　　生物としての人体は、その直接的な生存環境である、地球という自然ないし自然界に、その一員として生存する。自然界とは広くは宇宙であり、近くには地球であるが、特に地球というこの自然界から抜け出して、単独で存在することは不可能である。

　　生存するに当たり、その全てを生存環境である自然ないし自然界に依存してのみ、生存が可能である。したがって自然ないし自然界の、直接的間接的な影響下にのみ生存する。

　　より具体的には、人体の生存にとって不可欠の、呼吸や飲食や活動などを可能とする、光や空気や水や動植物などの存在する、この自然という生存環境に存在してのみ、生存が可能である。（あるいはこれに相当し類似する、生存環境に置いてのみ、生存が可能となる。）

2．生存環境である自然界の変動に従って、昼と夜から成る一日を送る。

　　昼夜という一日を単位とする、生存のリズムに従って、一日一日を繰り返しながら、一日の積み重ねによって、一生を過ごす。

3．人体は日が昇って朝が来れば、眼を覚まして起床し、一日が始まる。昼間の明るい時間帯を、人間として動き回り、活動する。活動すれば疲労を生じ、日が沈み夜になれば、高じた疲労と眠気のため眼を閉じて就寝し、一晩睡眠に従事する。睡眠中は自分が生きていること、自分が自分自身であること、自分が人間であることなど、人間としての意識の一切を忘れ果ててしまい、したがって能動的に動くことを放棄して、一日の残りの時間を過ごす。翌朝睡眠から目覚めれば、疲労はすでに消失しており、起床して、再び新しい一日を過ごす。

　　この間睡眠の他、飲食、排泄、呼吸、発汗などの生理現象を伴う。

4．人体は空腹になれば動く元気がなくなり、飲食すれば動く元気が出て来て、再び動き回ることができる。動き回り活動すれば、疲労が生じる。この疲労は飲食によって解消することはない。

5．疲労は熟睡することによってのみ完全に消失する。疲労を解消する手段は、睡眠以外には存在せず、他には皆無である。

6．人体は自然存在であると同時に、その五官感覚で認識可能な物質世界に生存する、物質によって成立する物質存在でもある。

　　物質存在という立場から見れば、人体とは、生物としての物質代謝を有し、人間としての全てをその機能とする、動的な物質構造物である。

以上のような自然としての人体の事実を、大前提として生存します。

ここで人体が動的な物質構造物であるという最後の事実から、人体の自然な仕組みを解明するために、動的な物質構造物の一般的な性質について言及します。
　自然界の動的な物質構造物とは生物ですが、人為的な物質世界には、機械や自動車を始め、各種の動的な物質構造物が存在します。
　これらの動的な物質構造物の一般的な観察から、動的な物質構造物の、次のような特徴が明らかとなります。

7．動的な物質構造物は、機能、構造、エネルギーの三大要素を不可欠として成立する。
　　その存在意義である動作や現象などを始めとする機能と、機能を内蔵する構造と、構造を作動して機能を発現するエネルギーが不可欠である。
　　機能は構造上の制限を受けるが、ある範囲内において、構造を作動するエネルギー量に基本的に依存して、その能力が発揮される。

　以上の観察結果から導かれる、自然としての人体の仕組み、即ち人体の自然な仕組みについて、物質構造物である点を念頭に置きながら、以下に述べて行きます。

§2・4　二大生存様式

二種類の生存様式

　人体の生存の実態から、まず昼と夜とでは、全く異なる姿として生

存することが明瞭です。

　つまり人体は互いに相反する二つの生存状態を、昼夜に従って交代させながら生存します。

　なぜ人体にこのような互いに異なる生存状態が存在するかと言えば、人体が自然界に完全に依拠して生存するからです。

　人体がその生存環境で活動するためには、活動する以前にその前提として、生存環境の状況を認識し把握する必要があります。人体における直接の認識能力は、現実世界（より限定的には物質世界）を認識するいわゆる五官感覚ですが、その最大の認識能力が、両眼を使って行使する視覚感覚によって発揮されます。自分の存在する範囲の実情を、視覚的に立体的に認識し得て、活動を行使することが初めて可能になるからです。

　この視覚感覚は太陽に起源する日光即ち光を媒体としてのみ、その機能を発現することが可能です。つまり太陽が照らす、明るい時間帯においてのみ機能し、これを以って活動することが初めて可能になります。

　したがって昼間の明るい時間帯と、夜間の暗い時間帯とでは、活動の有無という点において、その生存状態即ち生存の実態が決定的に異なります。現在では日光に代わり、人為的に創造された人為的な光によっても、視覚感覚が機能するため、その生存状況にやや変化を生じましたが、人体の仕組み上の原則が変化したわけでは決してありません。

　このように人体はその生存の実態から、昼夜において全く相反する、二つの生存状態を呈しながら生存することが明らかです。

　一つは明るい時間帯に目覚めて動き回る"活動状態"であり、もう一つは暗い時間帯に眠って動きを失った"睡眠状態"です。人体には

この二つの相反する生存状態が存在します。

　昼間目覚めて意識が覚醒している間は、人体に自分が生きていること、自分自身が自分であること、自分が人間であることなどの意識が発現し、この目覚めた意識の下に、人体はその全体を動かして、何らかの活動に専念しながら生存する、活動状態にあります。他方夜間眼を閉じ無意識下にある間は、このような意識および人体全体としての活動を失って、睡眠に専念しながら生存する、睡眠状態にあります。

　人体のこの生存の実態の相違は、「全体としての動きの有無と意識の有無」という二つの要因に伴って生じる相違です。この二つの要因は人体の仕組み上、表裏一体の関係にあります。

　この二種類の生存の実態から、人体には互いに相反する、二種類の"生存様式"が存在することが理解されます。二種類の生存様式の内、一つは意識覚醒中の昼間の姿である、人間として動き活動する生存様式です。この生存様式を、その姿から"活動モード"と称することにします。活動モード中、人体は開眼し、意識下に全身を動かしながら、人間として活動に専念します。生存環境が明るい時間帯の生存様式です。

　もう一つは無意識下の夜間の姿である、人間としての活動を失って眠るという生存様式です。この生存様式を、その姿から"睡眠モード"と称します。睡眠モード中、人体は閉眼し、無意識下に全身の動きを失って、自分が人間であることも、自分が生きていることすらも忘れ果てて、睡眠に専念します。これは一般に生存環境が暗い時間帯の生存様式です。

　このように人体の生存様式には、活動モードと睡眠モードの、二種類の生存様式が存在します。

　これをまとめれば、人体は生存上、次のような二大生存様式を有す

ることが分かります。

(1) 明るい環境で開眼し、覚醒意識下に能動的に動き回って、活動しながら生存する、活動モード
(2) 暗い環境で閉眼し、無意識下に能動的な動きを失って、眠りながら生存する、睡眠モード

　生存様式とは、人体全体、換言すれば人体自身あるいは全身で表現する、日々の生存の状態です。また生存の実態を可能とする、基本となる姿です。このことは人体にはこのような姿を可能とする、基本となる仕組みが存在することを明示します。このように考えれば、この姿とは、人体がその全体で示す全身性の機能であり、その表れであることも理解できます。

生存の実態から明らかになる、人体の自然な仕組みの基本

　ここで生存の実態から明らかになる、自然存在としての、人体の自然な仕組みの基本について、予めまとめておきます。
　今述べた二種類の生存様式と、これを可能とする全身性機能を、次のように表現することができます。

(1) 活動モードを可能とする活動機能 (活動モードとは、昼間の覚醒中の生存の姿)
(2) 睡眠モードを可能とする睡眠機能 (睡眠モードとは、夜間の睡眠中の生存の姿)

　なぜこのような二種類の相反する生存様式と、これを可能とする二

種類の全身性機能を必要とするのか。

　活動モードを主体として、生存の実態から考察を始めて行くと、次のような自然の仕組みの根幹が明らかになります。

1．まず昼間覚醒中の活動は、主として飲食物から獲得される、体外由来のエネルギーによって行なわれる。飲食を続ける限り、あるいはこれに準ずる手段を講じる限り、このエネルギーの供給を持続することが可能である。

2．次に活動自体が疲労を産生する。

3．疲労のため活動の効率が悪化していき、最終的に疲労困憊とこれに伴う睡魔によって、活動が放棄されることから、疲労そのものが活動を妨げることが分かる。

4．このことから疲労とは、人体自身における、活動に対する生理機能上の劣化を意味する。この劣化の原因が活動自体にあることから、活動によって人体自身（人体の内外全体）が使われ消費されていき、最終的に人体自身が消耗していくことが理解される。

5．以上のように活動は、外因性の飲食物と内因性の人体自身という、二つの要素を消費しながら行われる。

6．さらに疲労とは何かを考えれば、活動が人体自身を消費し消耗するため、活動すれば、活動に対する人体自身の生理機能上の劣化を招き、その過程が疲労として表現されることが理解される。

7．疲労は活動とともに蓄積されて漸増していき、その結果人体自身が保有する活動機能を漸減させる。一日の終わりには、その日最大にまで蓄積した疲労を原因として、人体全体（人体自身）が活動機能を完全に失って、活動不能の状態に陥り、その結果活動が放棄されて、無意識下の睡眠に移行する。

8．ところが一晩眠れば、翌日再び活動可能な状態にまで復帰すること。そして無意識の状態がそのまま続いて、再び目を覚ますことがなければ、それは即ち実質的な死を意味すること。この両者から、一日の終わりに睡眠に陥ることによって、再び活動と覚醒が可能な状態、即ち翌朝からの新たな生存を確保するという、一晩の睡眠という機能によって、翌日の生存が維持されることが理解される。

9．無意識状態に陥る睡眠中は、人間としての活動機能を失うだけでなく、活動時作用する人間の意識が失われる。いわば人間であることを放棄して、静的に生存するだけの、ただの生物としての人体自身に戻ることを意味する。さらにその後も目が覚めなければ、仮に人体としてのみ生存し得ても、活動機能が再び蘇ることはなく、したがって長期的に見れば、人体としての死に至る過程が継続するだけであり、結局は死に至る他はない。つまり翌日以降目を覚ますことがなければ、基本的に死を意味する。これが実質的な死という言葉の意味である。

　したがって睡眠とは疲れたから眠るという、単なる消極的な現象ではなく、睡眠という機能、即ち睡眠機能に積極的に従事する姿である。睡眠機能とは、一日の終わりに突入する死の危機を回避し、翌日に向けて新たな生存を確保し維持する機能に他ならな

い。

10. 一旦陥った活動不能状態は、ある程度以上の質と量を伴う睡眠によってのみ、その活動機能が回復される。活動機能を復活させる手段は、睡眠をおいて、他には存在しない。睡眠こそが、日々の生存を継続し、同時に活動機能を回復させる、唯一無二の方法である。活動機能が完全な回復に、ないしはある一定以上の回復に達した段階で、再び活動機能を獲得して睡眠から覚醒し、翌日という新たな一日を迎えることが可能になる。

11. 以上のことから、人体にとって生存するとは、人間として活動する作業と、その結果招く活動不能状態を回復する作業という、二つの作業を繰り返すことであることが判明する。前者は人体全体を行使して、人体に賦与される全能力を発揮する、いわば人間として生存する作業であり、後者は生物としての人体自身に戻って、人体の生存と維持に専念する作業である。同時に前者は人体自身を消耗させる作業であり、後者は消耗した人体自身を再び回復させる作業である。

12. 前者は人間という自覚の下、意識覚醒中に行なわれ、後者は人間という自覚さえも失われる、無意識下睡眠中に行われる。

13. 両者は互いに全く相反する、全く異なった作業である。この二つの生存様式を交互に交替しながら、一日一日を繰り返す。

14. 生存の実態から、生存するに当たっては、人体の自然としての仕組み上、活動ならびに睡眠の両者の生存様式を不可欠とする。

両者のどちらかを欠く生存は成立しない。

15. したがって自然としての仕組み上、人体には各個別の機能に先立ち、これらの大前提として、睡眠と活動という全身性機能が存在する。両機能は、互いに相反する全身性機能であり、人体の仕組みの基本が、この二大全身性機能とその関係性の上に成立することが判明する。

16. 以上のように活動機能と睡眠機能の両者は、互いに相反しかつ補完する関係にあり、かつそれぞれを可能とする意識状態が相反する。したがって両者が同時に併存することは不可能であり、どちらかが必然的に選択される。この選択は基本的に生存の大前提となる自然界、特に太陽の運行が織り成す、昼夜という自然界のリズムの影響下に、二大生存様式を描出する。

17. 自然としての人体の仕組みの根幹には、活動を中断し生存に専念する機能と、その上に成立する人間として活動する姿を実現する機能という、二種類の全身性機能が存在する。このような生存の仕組みの下、昼夜を重ね、一日一日を繰り返しながら、それぞれの一生を生存する。

　これらの一日一日の生存の仕組みの他に、誰でも分かる生存の実態から、年齢的な変化をもたらす全身性機能が内在する。これらと関わりつつ、個別の各種の機能が、それぞれ独立的かつ有機的に発現され、これらの全ての機能の和によって、人体の生存が確定し継続する。

以上のように、生存に対する人体の自然な仕組み上、活動と睡眠と

いう二大生存様式と、これを可能とする全身性機能の存在が判明します。

人体の自然な姿から明らかになる、このような自然としての仕組み（自然な仕組み）について、特に一日二十四時間の姿について、これから詳細な検討を加えて行きます。

生存の意義

まず二種類の生存様式の内、人体が人間として、人間らしく振舞う姿とは、目覚めて活動する姿にあります。

両者を改めて比較するまでもなく、自分が生きていることも、自分が自分であることも、人間であることも、何も分からず、ただ眠って過ごす姿を以って、人間としての本来の姿とすることは、決してできません。

したがって人間は人間として、生き生きと生きることが、その本来の姿であることから、人体に生存の意義があるとすれば、その生存の意義とは、人間であること、人間として生きることにあると把握することができます。単に人体として生存するだけではなく、人間として生き、人間として活動することにあることは明白です。

人体とは単なる生物ではなく、その能力を含めて、人間の全てを蔵した人体に他なりません。しかしただ眠って生存するだけであれば、ただの単純な生物同然として存在するだけではないのか。それだけの人体であれば、確かに姿形は人間のそれではあるが、果たして、実質的な意味で、人体を真に人間であると断定できるのかなどという疑問を生じかねません。

また人間ないし人体について語られる時、睡眠中の状態を中心に語られることは、特別な状況を除けばほとんどありません。

このように考えれば、生物としての人体として存在しつつも、人体に本来賦与された、人間としての能力を発揮しながら、人間らしく自分らしく、生き生きと生きること。人間としての活動こそが、確かに人体の真面目(しんめんもく)であり、生存の意義であるに違いありません。
　したがって人体に"生存の意義"を問うとすれば、昼間の活動モード下の姿に認めることが可能です。即ち人体の生存の意義を一口で表現すれば、目覚めた状態にあって、自分が自分自身であり、人間であるという自覚の下に、人間として活動することです。
　この生存の意義を"人間としての活動"、あるいは端的に"人間の活動"と呼びます。
　この人間の活動は生存の意義としての行為であるだけではなく、広くは物質存在としての生存を維持していく行為でもあります。

　このように生存様式を生存の意義である、全身を使った能動的な活動ないし動きという観点から見れば、人体にはこの動きの有無に応じて、生存の意義を遂行する状態と遂行しない状態の、二種類の状態があり、これを可能とする二種類の生存様式が存在します。
　活動モード中の人体は全身を使って動き回り、何らかの活動に従事します。これに対して睡眠モード中の人体は、これらの動きを失って、ただ寝転がって睡眠に従事するだけです。睡眠モード中に生じる動きとは、基本的に自覚的自発的能動的な自我意識に伴う動きではなく、生物としての人体が示す、寝返りなどの、反射的受動的な動きに終始します。
　人体全体としての動きという点から、動きと意識の両者の関係を見ると、動き回る状態では、目を覚まして、意識が覚醒しています。この意識状態を"活動意識"とします。他方動きを失った状態とは、目覚めた意識を失って、眠っている状態です。この意識状態を"睡眠意

識"とします。

活動意識と睡眠意識

　生存様式を活動意識の有無という観点からから見れば、人体には二種類の意識状態があり、これに直結して、二種類の生存様式が存在します。

　前述の通り生存の意義を果たす、活動モード中の意識を活動意識、生存の意義を果たすことがない睡眠モード中の意識を睡眠意識とします。活動意識とは活動中に発現し、人間の活動を可能とする、自我意識を伴う覚醒意識を指します。睡眠意識とは睡眠中に発現し、活動意識を失った意識状態です。

　この二つの意識状態の切り替えは、元々、人体の生存環境である、自然界の変動に伴って生じる現象です。自然のリズムであり、生存のリズムである、太陽の運行に従って行われます。日が昇れば、生存環境が明るくなるとともに、目を覚まして活動意識が覚醒し、活動に従事します。また日が没すれば、生存環境が暗くなり、目を閉じて活動意識を失い、睡眠に移行します。睡眠中は活動モード中のような活動を行なうことは基本的にありません。ただし人体に伴う生理的な欲求としての、各種の行為は行なわれます。

　それ以外の、本来の生存様式から外れる行動は、例外的な行動です。

　この例外とは、本来の生存様式から外れる、つまり太陽の運行とは関係なく生じる生存状態であると言えます。

　時には夜間眠るつもりで横臥しても、意識が覚醒したまま過ごさなければならないこともあります。そのため短時間にしろ起き上がったり、起床してしまうこともあります。あるいは昼間明るくても、眠ることが絶対ないというわけではありません。

特に照明という、人為的な生活手段を有する現代では、自然界の変動とは関わりなく、意識状態自体が変化すれば、生存様式が切り替わります。夜間外は暗くても、室内を明るくして、動き回って活動する。暗くても眼を覚まし、明かりをつけて動き回る。逆に昼明るくても、明かりを遮って眠ることもあります。
　時代を問わず、まれには明るいままでも眠り、暗くても行動することがあります。しかし一般的には矢張り例外的な姿として理解されます。
　人類の歴史から見れば、ほとんどつい最近まで、以上のような例外を除いて、通常は自然界の変動に従う、直接的には太陽の動きが与える自然のリズムに従って、日夜を送って来たと受け止めることが可能です。

　睡眠モード中の人体は、覚醒した意識を欠くだけではなく、これに伴って生じる、自分が今生きており、自分が自分自身であり、自分自身が人間であり、あるいは今どこで何をしているかなどの、いわば活動の前提となる、自己に関する自覚された認識が全く存在しません。またこれに関連して、周囲や他者などの対する認識も失われます。
　活動を導く意志や思考能力、感情なども失われます。単に目覚めて意識が覚醒しているだけではなく、人間としての活動を導く、より広くは人体を人間たらしめる、これらの自覚的自発的能動的な意識を"自我意識"とします。またこれらを全てまとめて、今述べた通り、活動状態に直接的に作用する意識を活動意識とします。活動意識とは、人体に蔵された、人間としてのあらゆる能力を引き出し、人間の活動を可能とする、"人間の意識"に他なりません。
　睡眠中の人体においては、活動を導き、活動を可能とする、活動意識即ち人間の意識が表面化することなく不在となります。

より具体的な例としては、睡眠モード中、自分が生きているという自覚、生存の意識もなく、身体感覚もなく、したがって自分自身である人体自身に関する意識も失われます。その結果一般の活動に必要な、重力などに抗して表われる、人体自身を維持する、立位や座位などの姿勢や構えさえも放棄されます。睡眠中の横臥という形態は、重力に対して受動的な、人体にとって一番楽な形をとって、寝転がっているだけの状態です。時には椅子などに寄り掛かりながら眠ることもありますが、このような状態でも、能動的な姿勢や構えなどが失われ、重力やその場に応じた形に、受動的に変形するだけに過ぎません。

以上のように睡眠モード中の生存状態を、敢えて表現すれば、人体であり人間であることに変わりはありませんが、それはあくまでも第三者的な発想であり認識であると言えます。自分自身自らとしては、生存していることさえも意識されることがなく、まして自分自身が自分自身であり、人間であるなどの認識も失われており、その意味で外から見た姿形はともかく、本人にとっては、「ただの生物として生存する」とでも形容する方が適切です。しかもこれらの自覚すらも存在しません。

逆に朝を迎えて眼が覚め、意識が目覚めれば、活動意識が蘇って来ます。

その結果それまで寝転がっていただけで、明瞭な動きを欠く人体に、人間の意識が目覚めて、人体全体としての、人間としての自覚された形態や活動、自覚的自発的な能動的な動きや形態が再び戻って来ます。

一般に人体に意識が覚醒すれば自我意識も蘇って、人間の意識即ち活動意識となり、この活動意識の下に、活動モードが展開され、人間の活動が始まります。

これは人体が明らかに、人間として生存する姿です。したがって目覚めて活動意識が作用すれば、人体の形態や活動の内容を問わず、活動モードにあります。たとえば寝転がって動かない状態にあったとしても、あるいは何もすることなくボンヤリした状態であったとしても、活動意識の中核となる、自我意識自体の活動が低い状態ですが、自我意識の全てが失われることはありません。このように多少なりとも、自我意識が作用する内は、活動意識下にあり、その生存様式が活動モードにあります。

　このように意識の覚醒非覚醒に伴って、自我意識の有無が生じ、自我意識の有無に伴って、人間の活動の有無が生じます。
　自我意識を欠く純粋な覚醒意識のみの意識状態は、覚醒直後ないし入眠直前にしか表われませんが、自我意識の母体であると考えられます。したがって覚醒意識と自我意識と、この両方からなる活動意識の三者は、生存の意義である活動にとって、三位一体の関係にあり、これらをまとめて活動意識とします。活動意識とは、覚醒した意識と自我意識の両者を伴い、人間の活動を可能とする人間としての意識、即ち人間の意識を指します。さきほどの指摘の通り、活動意識とは生存の意義を果たす、人間の意識の別称です。
　さらに要約すれば、人体の状態即ち生存様式を規定する、意識の有無と活動の有無の両者は、表裏一体の関係にあります。（これに開眼あるいは閉眼という眼瞼運動を伴います。）
　他方活動意識は、睡眠意識の中から浮上すると考えられることから、その底に睡眠意識が存在し、あるいは睡眠意識の上に成立すると考えられます。その意味で睡眠意識を含むとも表現できます。
　睡眠意識とは覚醒する活動意識を欠く意識状態を指します。睡眠意識とはその生存に伴う、自覚されることのない、人体自身の感覚的な

意識を基本とする、いわば生存意識であると考えられます。ただ逆に活動意識がこの睡眠意識の中に含まれるとも考えられることから、単純な生存の感覚的な意識に留まらないことが理解されます。

両者をまとめれば、活動モード中人体に働く意識が活動意識であり、また睡眠モード中人体に働く意識が睡眠意識です。逆に活動意識が作用すれば活動モードにあり、他方睡眠意識が作用すれば、睡眠モードにあります。人体における両者の意識ないし意識状態は、表裏一体の関係にあります。

以上二つの生存様式を、活動ならびに活動意識の有無という、対立的な角度から観察し考察しました。

意識に関しては、さらなる考察を要することは明らかですが、本書の主題から逸脱するため、これ以上触れることはありません。

活動の質（生存の質）

次に人体の事実を確認しながら、人体の生存の意義である、人間の活動という観点から、この二大生存様式の相関関係について検討します。

より具体的には、「相反する二大生存様式によって、その生存の意義がどのように果たされるか」、という設問です。

なぜならば人体が互いに相反する生存様式を有するだけで、両者が何らの関係性も有さないならば、人体は成立しません。両様式が相反するために、むしろ何らかの密接不離の関係性を構築することによって、人体としての全能力を発揮し、人間の全てを発現し、生存の意義を果たすと考えられるからです。

より具体的には昼夜という自然界の変動に伴い、二つの生存様式の相互関係も変動することによって、そこから人体全体に生じる、何ら

かの人体自身の日内変動を繰り返しながら、生存することが理解されます。

　この場合の日内変動とは、自然界の変化に応じた、個々の組織や臓器の日内変動ではなく、人体全体即ち人体自身における日内変動のことです。言葉を換えれば、人体自身がその全体を以って表現する、全身性機能としての日内変動を指します。

　この変動の中で、その意義である活動が果たされます。活動は生存様式の変化に伴って、その有無が明らかに分かれます。しかしそれだけではなく活動が遂行される活動モード中においても、活動が一定の量と質で、その平均が絶えず持続されるわけでは決してありません。いわば"活動の質"が変動します。

　活動の質とは、活動の有無も含めて、活動がどの程度良好に行われるか。

　人体自身における、活動の効率、活動に対する集中度あるいは適性度という意味です。なお活動とは生存の意義でもあるため、活動の質を"生存の質"と呼びかえることが可能です。(この質は活動や生存を可能とする人体の質即ち人体状態を指すのみならず、活動そのもの、生存そのものの質を指す場合があります。)

　このように人体における人間の活動に関して言えば、その有無も含めて、活動の質は昼夜で異なり、さらに昼間活動モード中も変動して、一日を通して日内変動します。

　活動の質は人体に働く活動意識自体の状態、ならびに活動意識の作用を、どの程度良好に受け入れて対応できるかという、人体全体の状態の二つの側面から検討されなければなりません。しかしここでは後者の人体の状態に限定して話を進めることにします。

そこでこの生存意義である人間の活動が、一日二十四時間を通し、絶えず平均して、継続されて遂行されるのかと、活動の質を改めて問えば、その答えは否です。

繰り返し述べれば第一に、人体の生存の意義が二十四時間継続して果たされることはなく、活動モード中の活動によってのみ果たされます。

なぜならばまず人体は、生存の意義に全く反する、活動を放棄した、睡眠という生存様式を有するからです。そこで活動という観点から見れば、活動モードとは活動を行使する、あるいは活動が可能な"活動可能状態"と言い換えることができます。他方睡眠モードとは活動を放棄した、あるいは活動に対する適性を完全に失った、活動が不可能な"活動不可能状態"であると把握されます。

次に活動が可能な活動モードではあっても、活動の質は変動します。

活動にとって最適の活動可能状態とは、朝覚醒直後ないしこれに連なる、比較的早期の限られた時間帯に限定されます。一日における活動の質としての、活動に対する集中度を問えば、このように覚醒直後から午前中が最も大きく、その後漸減し、特に日没以降さらに低下し、終には夜半に至って極度に減少していきます。最終的に集中度が完全に失われ、活動そのものが放棄されて、睡眠という活動不可能状態に至ります。

このように活動に対する集中度から見た、人体自身の適性は、朝や昼間だけに必ずしも限定されるわけではありませんが、活動に対する人体の状態が、朝から夜に向かって、覚醒後の最高から最低にまでしだいに低下して行き、最終的に活動不可能状態に陥ります。

人体状態

　この理由は活動に伴って疲労が発生し、この疲労が活動を妨げるからです。

　人体の仕組みはその生存意義を果たす活動そのものが、自らを阻害する疲労を産生する仕組みです。

　疲労が発生して活動不可能状態に導くことは、活動が人体自身を消費し消耗することに等しいと言えます。

　このことは生存の意義である活動から見れば、活動をどの程度良好に発揮できるかという、活動に対する人体の集中度。換言すれば、活動の質（生存の質）が日内変動することを意味します。この活動に対する生理状態としての、人体の適性度即ち活動の質をどの程度良好に発揮できるかという人体の状態を、ここで改めて"人体状態"と呼ぶことにします。

　なぜこのような概念が必要であるかと言えば、今述べているように、活動の質つまり活動に対する集中度が変化するためです。（なお厳密には意識からも考察することが必要ですが、前述のように、本書では意識に関しては、これ以上立ち入ることはなく、物質構造物としての人体としての、人体状態を中心において考察を進めます。）

　そして人体状態が変動するのであれば、生存の意義から見た時、活動モードという同じ生存様式にあっても、人体に蔵された、人間としての能力をどの程度より良く発揮できるか。活動の具体的な内容は別にして、人間としてどの程度の意義を果たすかという、活動の質、換言すれば生存の質が、最終的に問われるからです。

　活動の質から見て人体状態は、朝覚醒直後の最良の活動可能状態から、夜入眠直前の最低の活動可能状態まで、しだいに劣化して、最終

的に活動を放棄した、睡眠という活動不可能状態に到達します。

　ところが一晩の睡眠から目覚めた翌朝には、再び活動可能状態に回復することから、活動を放棄した活動不可能状態である、睡眠モード中に、人体状態が最低から最高へと最良化されることが理解されます。そこで睡眠モードを"活動準備状態"であると捉えることが可能です。またかりに十分な睡眠に至る前に起床したとしても、その睡眠の量と質に応じた活動可能状態に到達します。

　以上のように活動から見た人体状態（換言すれば活動の質、生存の質）は、朝の最高の可能状態から始まり、夜半の最低の可能状態を経て、最終的に不可能状態に到達し、一日の終わりに訪れる毎晩の睡眠によって、翌朝には再び最高の可能状態に復帰するという、一連の生理状態の変動を辿り、生存する全期間を通して日内変動します。

<u>疲労と睡眠</u>

　この人体状態の劣化の直接的な原因は、覚醒後活動することによって生じる、疲労に存在します。

　意識が覚醒して活動が始まれば、疲労が産生され始めます。つまり活動は疲労を産みます。

　ここで自覚感覚としての疲労感、ならびにこれに随伴する変化、ならびにこの背景ないし実質を成す、何らかの荒廃状況を含めて、"疲労"ないし"疲労荒廃状況"と呼びます。

　疲労ないし疲労荒廃状況は、活動当初は自覚されることがありません。しかし活動とともに、次第に明らかになり、これに随伴して眠気を生じます。

　さらに入眠直前には生存の意義である、活動を放棄せざるを得ない、重度の疲労ないし疲労困憊と、これに伴う抗し難い眠気である睡

魔に直面します。

　最終的に睡魔の中に活動意識を失って、生存の意義である活動を、否応なく放擲してしまい、そのまま睡眠に突入して活動不可能状態に至ります。

　このように疲労は活動を妨げます。

　ところが一晩の睡眠から目覚めれば、翌朝は再び活動可能状態に回復することから、睡眠中に活動を妨げる疲労が解消されることも事実です。

　誰もが日々経験する、人体として共通するこの事実から、睡眠を一時的に意識を失ってしまっただけの、生理的な意義を何ら果たすことのない、意味不明な状態では決してないことが、誰にでも了解できます。むしろ疲労除去に関する、ある特定の生理機能を積極的に果たす姿であると捉えることが正しいと言えます。

　そこで例えば呼吸という現象がもたらす、その生理的な働きを呼吸機能と呼ぶように、睡眠という現象の背後で機能する、その生理的な働きを"睡眠機能"と呼ぶことが可能です。

　睡眠中に疲労が解除されることから、睡眠機能とは"疲労解消機能"であることが明らかです。この疲労解消機能を、活動不可能状態から活動可能状態に導く、"活動準備機能"であると表現することができます。

　睡眠とは疲労を解消して、翌日の活動を可能とし、引いては生存の意義の遂行を支持します。睡眠は活動とともに、生存様式に直結する全身性機能であり、人体にとって最大の機能を果たす姿です。

　このように活動モード中の活動が、活動を阻害する疲労を産生し、睡眠モード中の睡眠が、活動を妨げる疲労を解消して、人体状態を回

復し、翌朝からの新たな活動を可能に導きます。

　以上のように疲労の観点から見れば、人体は昼間覚醒下に動いて活動に専念し、疲労を産生する活動モード、及び夜間無意識下に、動きを失って睡眠に専念し、疲労を解消する睡眠モードの、二種類の生存様式を、交互に繰り返しながら生存します。

　生存する人間の自然な姿を、人体という観点から捉えれば、これらの姿とは、人体全体の正常な生理機能とその変動の表れです。
　このような生存様式が存在することは、自然としての人体自身に、この生存様式を可能とするあるいは必要とする、特定の全身性の生理機能が存在することを意味します。
　したがって睡眠という現象は、何の機能を果たすこともなく、ただ漠然と生存する姿では決してありません。むしろ見方を換えれば人体の生存の意義を失ってまでも、一つの現象にこのように長時間にわたり専念する、生存の実態は他には存在しません。人体の生理上不可欠の、何らかの重要な機能が行使される姿であることが理解されます。
　より具体的には日々の生存の実態として、眠ることなしに、翌日を迎えることがないこと。かりに徹夜を数日間続けることが可能であったとしても、最終的には睡眠を抜きにして、生存し続けることが不可能であること。睡眠を不要とする人間が皆無であること。また眠りから目覚めなければ、基本的には死を意味すること。これらの事実から、睡眠が生存に直接的に関わると考えられます。
　何よりも生存の実態から、自然としての人体の仕組みに従って生存する限り、人体の一日の生存にとって、活動を欠く生存様式も、睡眠を欠く様式も、両者共に成立しません。時間的なズレがあるにせよ、活動しない一日は成立せず、眠らない一日も成立しません。
　従って人体の生存は、基本的に一日を単位として、活動と睡眠とい

う、一対の生存様式を必ず有します。

　この一対の生存様式から外れることは、生存から逸脱することであり、基本的には非生存即ち死を意味します。

　したがって睡眠によって疲労から解放されるだけではなく、眠ること無しに、生存し続けることは不可能です。翻って疲労とは、活動の質即ち生存の質を落とし、やがて生存そのものを脅かして、引いては死へと誘う第一歩であることが理解されます。

　人体の生存の実態から判明する、これらの生存様式の中に、自然としての人体の仕組み、即ち人体の自然な仕組みが存在し、その根幹に生存に直接関わる仕組みが存在すると考えられます。

§2・5　二大基本システム

基本システム

　生存様式を人体が物質構造物である点から捉えると、人体という物質構造物は、活動モード中、人体全体で活動という全身性の機能を発動します。他方睡眠モード中、人体全体で睡眠という全身性の機能を発揮します。

　このことは人体という物質構造物に、これらの二種類の生存様式を実現する、二種類の全身性の機能系が存在することを意味します。

　このように人体は二種類の対立し合う生存様式を実現する、活動ならびに睡眠という、相反する二種類の全身性の機能系を有します。ここでこれらの機能系をシステムと呼ぶことにします。

　そこで人体は二種類の生存様式を可能とする、二種類の全身性の基本となるシステム、即ち二大基本システムを具有します。生存様式の

項で述べたように、この二大基本システムは、交互に機能することによって、本来はその生存環境である、自然界の変動に連動して表現される、生存のリズムを形成します。

両システムは生存様式に直結して、人体全体の機能上の方向性を規定するという点から、人体に存在する各種の組織や臓器などの個々の構造要素や、各種の個別的なシステムの大前提を為す、人体全体に対する、人体の基本システムとして作用します。

それぞれの生存様式に対して、活動モードを可能とする全身性のシステムを"活動システム"と称します。活動システムは"活動機能"を発現して、活動モードを実現します。活動システムが作動する間は活動意識が作用して活動モードとなり、また活動意識が作用すれば活動システムが作動して活動モードとなります。

同様に睡眠モードを可能とする全身性のシステムを"睡眠システム"と称します。睡眠システムは睡眠機能を発動して、睡眠モードを実現します。睡眠システム作動中は睡眠意識が作用して睡眠モードとなり、また睡眠意識が作用すれば、睡眠システムが作動して睡眠モードとなります。

以上をまとめると人体には、次のような二大基本システムが存在します。

（1）活動意識下の活動モードを発現し、活動機能を具現する活動システム
（2）睡眠意識下の睡眠モードを発現し、睡眠機能を具現する睡眠システム

これを生存の意義である活動の点から、もう少し詳しく表現すれば、

(1) 生存の意義を果たす、活動機能を発動する活動システム
　(2) 活動を放棄して活動の準備に専念する、睡眠機能を発動する睡眠システム

　あるいは人体と生存環境の関わり合いという点から、次の二種類に表現されます。
　人体全体で、その外側である生存環境において活動する対外的な姿。そして人体全体が、生存環境との直接的な関連を必ずしも有することなく、人体自身つまり内部に専念する対内的な姿の二つに分類されます。

　(1) 生存環境において、人体の外部に対応する活動システム
　(2) 生存環境において、人体の内部に対応する睡眠システム

<u>主従関係</u>

　生存の実態から見た時、両システムはそれぞれの生存様式を成立させる、直接の対等な要因です。
　両者は相対立する関係にあるシステム同士ですが、むしろそれ故に緊密な関係性を有しながら機能すると考えられます。またそれぞれが生存様式に直接関わる基本システムであり、それぞれがある時間帯だけに限定的に働くとしても、それ以外の時間帯に、そのシステム自体を完全に失うことはありません。その機能も何らかの形で、常時継続されると考えられます。
　したがって活動システムが主要なシステムとして、人体全体を大きく制御する状態では、睡眠システムはその背後にあって、その機能を縮小させながら、活動システムに対する補助的な役割を担って、機能

し続けます。つまり活動システムが"主システム"として作動する間は、睡眠システムは"従システム"として機能します。

またこの逆も成立します。即ち睡眠システムが主要なシステムとして、人体全体を大きく制御する状態では、活動システムはその背後にあって、その機能を縮小させながら、睡眠システムに対する補助的な役割を担って機能し続けます。つまり睡眠システムが主システムとして作動する時は、活動システムは従システムとして機能します。

両システムはこのような主従関係を構築し、自然界の変動から生じる、その生存のリズムに従って、主従を交代しながら、かつ両者の関係を変動させつつ、日夜を形成して一日を完遂し、これを繰り返しながら、その一生を生存します。同時に主従関係として循環し合うだけではなく、相互に補完し合い、依存し合う関係にあることが推測されます。

両システムはその主従を交代しつつ、人体全体にそれぞれ相異なる方向性を与えながら、人体の全ての能力を発動します。またこの交代を可能とする、自然界の変動に対応する、あるいは少なくとも両システムの交代を司る、より高次元のメカニズムが存在します。このような高次元の機能下に、両モードの交代ならびに両システムの主従の交代は、意識の切り替えを伴い、逆に意識の切り替えは、これらの交代をもたらします。

またこの二大システムは相互に対立する機能系であるため、構造上、直結し合うような直接的な関係として存在することはなく、それぞれの機能に該当する、互いに独立する、それぞれ独自の構造とシステムを有します。

しかし両者が、全く別々に断絶的に存在し合うのではありません。機能上直接的な関係性を有するため、構造上は間接的ですが、機能上

は緊密な関係を有する形で存在し合うと考えられ、両者が相俟って、人体の全ての機能を発現します。

睡眠システムと維持システム

　前項で述べた二種類の生存様式から、両システムの基本的な関わりが、次のように概括されます。

　活動モード中作動する活動システムの主たる機能は、活動意識の下、人体を活動可能状態に置き、その活動機能を発現して、生存の意義である、人間の活動を果たすことにあります。

　他方睡眠モード中作動する睡眠システムの主たる機能は、睡眠意識の下、活動不可能状態に陥った人体を、その睡眠機能を発現して活動準備状態に置き、人体状態を良好に整備し維持して、活動可能状態を再び回復することにあります。角度を換えれば、睡眠システムはこのような形で、生存の意義である人間の活動を間接的に遂行します。

　睡眠機能をより具体的に表現すれば、前述のように端的には疲労解消機能にあります。そこで睡眠システムを"疲労解消システム"と呼ぶことが可能です。

　しかし活動不可能状態を再び活動可能状態に導く、活動を準備する機能であることから、睡眠機能の本質とは、疲労に留まることなく、活動中に生じる大小様々の、活動を阻害する要因の全てを排除することにあることが理解されて来ます。活動システムは活動のみに専念するシステムであり、他方睡眠システムは活動の有無に関わらず活動をサポートする働きであり、したがって活動中の出来事に止まらず、生存することによって遭遇する、あらゆるトラブルに対応します。

　ここで生存の意義を良好に果たすことが可能な人体状態を"健全"

とし、「生存の意義をどの程度支障なく遂行できるかどうか」という観点から見た、人体状態ないしその評価を"健全性"とします。

　健全性とは活動や生存に対する、全身における生理機能の良否を問う用語です。換言すれば活動の質、生存の質を指します。

　このような観点から睡眠システムの機能とは、疲労解消を含めたより広範な意味での、良好な健全性を維持する"維持機能"にあることが理解されます。そこで睡眠システムは疲労解消システムであると同時に、一般には同システムを含めた、より広い意義を有する"維持システム"（時には"健全性維持システム"）と呼ぶことが可能です。健全性の維持という観点から捉えれば、同システムは、その性質上昼夜を分かたず機能します。

　維持システムにおける疲労解消機能以外のより詳細な機能については、煩雑さを避けるため、後程改めて検討することとし、ここしばらくは維持システムの機能として、主として疲労解消機能だけを取り上げて考察を進めます。

　維持システムが主システムとして作動する姿が睡眠システムであり、活動システムに対しては従システムとして作動します。この主従を比較した時、同じ方向性を有する機能ではあっても、主システムの時の機能の方が従として機能するよりも、何らかの点で強大であると考えられます。

活動システムと維持システム

　ここで活動、維持、両システムの関係について考察します。

　まず健全性の維持という性質上、維持システムは昼夜を分かつことなく、常時作動し、活動モード中活動システムを支える、従システムとして作動します。

次に一度その機能を失った活動システムは、原則として疲労が完全に解消されることによってのみ、その作動を開始することが初めて可能になります。

　しかも活動システムが再開すれば、活動システムは再び疲労を産生します。

　以上のことから活動中は、活動システムが常時産み出す疲労を、維持システムがその瞬時瞬時に除去することになります。つまり活動システムは維持システムの機能に支えられながら、活動が続行することが分かります。

　即ち活動システムの機能が維持システムの機能の上にのみ成立し、活動システムが維持システムに依存して作動することが理解されます。

　元々活動、維持の両システムは生存様式の点から、対等かつ等価値の存在同士ですが、このような生理的な意義の観点からは、活動システムよりも維持システムの方が、より根源的なシステムであることが分かります。

　また一般的に自然存在としての、人体全体の生存の仕組みという点から見た時、他のシステムにとって、より根源的なシステムであれば、それ自身が一定の変動の下に機能しますが、完全に中断することも消失することもなく、人体が呈する現象の如何を問わず、そのより上位より根源に位置して、程度の差はあれ常時機能すると考えられます。

基本システムと疲労

　人体の仕組みは、生存の意義を果たす、本来の人体状態である活動そのものが、疲労を産生します。

　このことから活動自体が何らかの形で、人体を消費し消耗すると考

えられ、その過程であるいはその結果疲労が産生され、かつ増大して行きます。他方睡眠が、活動の結果疲労が蓄積して消耗した人体状態を、本来の人体状態に回復し維持して、翌日の活動を可能とし、生存の意義を果たす仕組みです。

ここで疲労という観点から表現すれば、活動モードにおいてのみ疲労が産生されるため、活動システムとは"疲労産生システム"であり、疲労産生機能を司ります。他方睡眠モードにおいてのみ疲労が解消されるため、睡眠システムとは"疲労解消システム"であり、疲労解消機能を発動します。

両機能は人体全体が置かれる、このようなそれぞれの特定の生存状況においてのみ果たされます。

これを別の角度から見れば、疲労とは人体内部において、生存様式を規定する一大要因であることが理解されます。したがって疲労産生ならびに疲労解消の両機能を、人体全体が発揮する、全身性機能として把握することが可能です。

人体の二大基本システムである活動システムと睡眠システムとは、疲労を介して、その産生と解消という点から、相互に対立し合い補完し合い循環し合って、直接的な関係を有します。

両システムは疲労を産生しあるいは解消して、その主従を交代しながら、人体全体に基本的な方向性を与えて、人体を運営します。

活動を阻害する疲労の観点から、両システムを、次のように表現することが可能です。

(1) 疲労を産生して、人体状態を消費し劣化させる活動システム（疲労産生システム）
(2) 疲労を解消して、人体状態を回復し維持する睡眠システム（疲

労解消システム）

人体の生理現象における二つの側面

　ここで人体の生理現象が、一般に二つの側面を有することについて言及します。

　例えば呼吸は吸気と呼気によって成立します。

　心臓は収縮と拡張を繰り返すポンプ作用によって、全身に血液を送り出し、その生理機能を果たします。この生理機能は、その本来の意義を第一義的に発揮する、心筋の収縮作用によって行われます。しかし収縮した結果心筋は弛緩して拡張し、かつその直前に到達した状態から逸脱します。したがって収縮から見れば限定的であるにせよ、一種のこの荒廃状況を、再び収縮可能な状態に準備し直す必要があります。収縮直後に拡張した心臓は、同時にそのまま、再び収縮する為の、準備回復状態に移行すると捉えることが可能です。

　このように生理機能は、本来の意義を発揮する機能と、その結果陥るある種の荒廃状況を整え直して、再び本来の意義を発揮することが可能な状態にまで回復する、言わばその準備回復機能の二種類の機能によって、成立すると捉えることが可能です。

　これを人体全体に当て嵌めて考えてみると、前者の本来の意義を発揮する、全身性の機能系が活動システムです。また次の活動を可能とする、その準備回復を行う、全身性の機能系が睡眠システム（維持システム）です。

§2・6　活動システム

　活動システムは人体全体の主システムとして、昼間覚醒時、自我意識を中核とする活動意識の下、活動機能を発揮し、人体全体を行使して人間の活動を行います。

　活動システムが主システムとして機能する間は、意識が覚醒して活動意識が作用し、人体全体が活動可能状態にあります。活動システムが作動すれば活動意識が表れ、活動モードとなり、活動機能が行使され、人体全体が活動に従事します。一般には朝活動意識が目覚めれば活動モードとなり、活動システムが作動を開始し、入眠まで活動システムが作動します。

　また活動システムが作動すれば、昼夜を問わず、活動状態が表われます。活動システムが発揮する活動機能が発動すれば、人体自身の状態即ち人体状態の良否に関わらず、人体全体は活動状態を発揮して、活動モードを呈します。

　意識覚醒中は活動システムが主システム、維持システムが従システムとして作動します。

　その理由はすでに述べたとおり、昼間活動中活動システムが主システムではあっても、従システムの機能なしに作動することはありません。

　したがって活動システムが朝再開するためには、前日の疲労が除去されるだけではなく、少なくとも次の日の活動にとっての十分な疲労解消能力が、維持システムに備わっていることが条件となります。

　この条件下に活動システムは、維持システムの疲労解消機能に先導され支えられる形で、疲労解消機能が機能し続ける間、活動機能も作動し続けます。つまり維持システムの維持能力がダウンするまで機能

します。

　睡眠中活動システムは、その主たる機能である活動機能を失い、従システムとして、睡眠中の維持システムを支えます。
　活動システムが従システムとして作用する時の機能とは、飲食という行為が活動の一環として行なわれ、睡眠中に行なわれることがないことから、飲食物に関連する機能であると考えられます。飲食物が果たす、基礎代謝や熱産生などを含めて、生存に直接関わる必須の働きであり、そのような形で睡眠中の維持システムの維持機能を支えます。
　例えば次のような働きが想定されます。
　人体の維持について考えてみると、人体の維持には、構造上の維持と、機能上の維持という、二つの側面が存在します。ここまで論じてきた維持とは、主として機能上の維持に関してです。
　ところが構造上、人体自身はその構造要素となる物質素材が、新陳代謝されることによってのみ、その生存の継続が可能となります。組織のそれぞれの寿命に応じて、古い物質要素は新しい物質要素に入れ替わるため、新陳代謝のための新しい物質源とエネルギーが必要です。
　活動システムが主システムとして作動する時の直接的なエネルギー源は、活動の一環として行なわれる、飲食という行為を通して、体外から飲食物を摂取することによって獲得されます。飲食という行為が活動時にのみ可能であるため、活動機能と直接的な関係を有し、飲食物から得られる物質要素やそこから発生するエネルギー等は、主として活動時に大きく使用されると考えられます。
　しかし呼吸運動によって摂取される空気を除けば、人体にとっての物質源は、昼間の飲食物に限られます。それにも関わらずこの物質要

素は昼夜を分かたず、新陳代謝などの生存に関わる、基本的な人体の維持にも使用されます。事実夜間睡眠中であっても、昼間摂取された飲食物が体内に存在する限り、その消化吸収が引き続き継続され、構造上も維持されます。

そこで睡眠中、活動システムが従システムとして作用する時は、新陳代謝などに要する、物質素材やエネルギーを体外から供給するシステムとして、人体自身を物質的構造的に維持する機能を発現します。このような形で睡眠中の維持システムの機能を支えると考えられます。

§2・7 三つの行為

活動システムの活動機能が行使する、人間の活動とは、より具体的には何であるのか。

人体の昼間の姿である、人間の活動を中心に、これを含めて人間の行動や人体の行為がどのような要素から成立するか。

その内どんな行為が、真の意味で、生存の意義を果たすのかを考察します。

これを理解するために活動モードを中心に、睡眠も視野に入れながら、一日二十四時間の人間の行動、人体の行為の全般について、改めて観察します。

まず人間として活動し、人間の活動を行なうためには、その大前提として、人体自身が人体として存続していく必要があります。そのためにはまず人体自身が安全に守られる、つまり命が守られることが第一です。次にその上で人体自身が健全に存続することが不可欠です。これらの上に人間の活動が成立します。

このような観点から結論をまとめれば、生存の実態から判断される、人体の自然な姿としての、人体が行う行為や行動は、次の三つに要約されます。

① 生存
② 生活
③ 自由、特に創造

第一番目の生存（生存行為）とは、人体自身の生存の表れである、いわゆる生理現象を可能とする不可欠の行為です。

一般に生理現象とは、人体自身あるいは人体内部の、全ての正常な働きとその現象を指します。ここでは外界である自然界との関わりを求めて、人体内部から外部に向かって表出される現象を、特に生理現象として取り上げます。

生存行為とは生理現象の要求に対応する行為です。

主要な生理現象は、次の五つです。

① 飲食
② 排泄（排尿排便）
③ 呼吸
④ 発汗
⑤ 睡眠

これらの行為の内、発汗は人体自身の純粋な現象です。

心理的な要因が発汗に影響を与えることは良く知られた事実です。しかし日常において、発汗自体を自覚的な行為の一つとして行なうことはありません。

呼吸も大きく呼吸したり、一時的に息を止めたりすることはできます。しかし人間がその日常の行為として、特に意識して行うことはほとんどありません。

　人間の行動として、意識的に行なわなければならない生理現象は、それ以外の飲食であり、排泄であり、睡眠です。これらは人体の要求である、生理現象を遂行するための行為です。

　空腹や口渇に基づく飲食という生理現象には、食べる、飲むという行為が基本的に不可欠です。同様に尿意や便意に基づく、排泄という生理現象には、排尿や排便という行為が不可欠です。また眠気に基づく、睡眠という生理現象には、就寝という行為が不可欠です。

　これらの行為は日常の当たり前の行為であるため、非日常的な出来事のように、強く意識された上で、行なわれるわけでは決してありません。

　しかしこのように何気なく行なわれるにしても、睡眠中に行なわれることは基本的にはなく、人間としての、それなりの自覚的な意識即ち活動意識の下に、活動の一環として行なわれる行為です。また睡眠中であっても、原則として一時的あるいは一過性の活動モードとして行なわれます。

　これらの生存に直結する生理現象を実現する行為を"生存行為"とします。

　これらの五つの主要な生理現象は、いずれもその生存環境との直接的な関わりによって、その要求が果たされます。この内睡眠を除く、特に他の四つの生理現象は、自然界と何らかの物質を、明らかに交換しながら生存する姿です。

　第二番目の生活（生活行為）とは、今述べた生存行為を可能にするための、準備行為であり、その条件を整える行動です。

食べたり飲んだりするためには、まず何はともあれ、目の前に食べることが可能な状態で、飲食物そのものが提供されなければなりません。

　これに関連して、飲食物を確保する買い物などがあります。古くは狩猟、採集、漁労、農耕等であり、獲得した飲食物を運搬する作業などが伴います。さらに飲食できる状態に整える料理や、調理場の確保や手入れや清掃などが含まれて来ます。本人自身にとっても、飲食できる場に赴き、その準備をするなどの行為が必要です。

　排尿し排便するためには、用便のための場に赴き、その準備をするなどの行為が要求されます。それ以前の段階として、用便の場の確保や手入れや清掃などが含まれて来ます。

　就寝して眠るためには、眠る場に赴き、その準備をするなどの行為が必要です。それ以前の段階として、就寝する用具や場などの確保や手入れや清掃などが含まれて来ます。

　これらを別の言葉で表現すれば、衣食住という言葉に集約されます。またこれらを巡る家事と呼ばれる行為です。さらに衣食住や家事を確保するために、必要な金銭を入手する、生計を立てる仕事などが含まれます。これら全体を"生活行為"という表現にまとめます。

　以上の生存行為ならびに生活行為は、直接的間接的に、人体自身の要求に応えて、人体自身を維持する行動であり、その意味で生物全般に共通する行為や行動です。

　ところが最後の、第三番目の自由（自由行為）は、このような人体自身の維持存続のための行為、即ち生物としての行為から離れて行なわれる行為です。

　この行為は人間即ち人体に限るとは、必ずしも限りません。おそらくほとんど全ての生物には、自分自身である身体の維持の為に必要な

生存行為や生活行為から離れた、その意味で拘束されない時間や時間帯が存在すると考えられます。生存や生活に束縛されないという意味で、ここではこの時間帯の行為を、仮に自由あるいは自由な行為と表現することにします。この中には自分や家族の身の安全を守る行為なども含まれて来ます。

　この自由な行為の内でも、人体には他の生物にはない、人体に特有の、人間だけに可能な、人間独自の行動があります。その中核こそが、人間の主体的な活動です。これを"創造活動"とします。

　この創造活動の著しい特徴を挙げれば、次の二項目にまとめることができます。

（1）人体を維持することはなく、逆に人体を行使し消費するだけである
（2）無から有を産み出し、文化や文明を創造する

　まず前者二つの人体自身の維持に、直接関わる行為ではありません。
　逆に例えば時には仕事などに没頭するあまり、空腹や尿意、眠気などを無視して、人体自身の維持を阻む要因となります。結果的に人体自身を消費し消耗し、人体状態を劣化させるだけです。

　さらに特筆大書すべき特徴があります。
　それが次の「無から有を産み出し、文化や文明を創造する」という行為です。
　この創造活動とこれを導く創造精神は、人体が一人の人間として生

存する、基本的におそらく全期間を通じて、意識下にも無意識の内にも、常住坐臥発揮されます。

　人体の活動モード中、活動意識下に行なわれる行為を人間の活動と呼べば、その中でも、特に高度の精神作用によって行なわれる、この創造活動こそが、人間を人間として特徴付ける一大特質であり、人間の活動の中核を成すことが理解されます。

　この創造活動は程度の差はあれ、生存行為や生活行為を含めて、広く毎日の生活や考え方や生き方の底に流れ、その全般に影響を及ぼす行為です。どんな些細な行為の中にあっても、その具体的な成果を伴うか否かを別にすれば、意識下無意識下に、創造活動の根源に存在する、何らかの創意工夫、進歩発展の精神。あるいはこれに先立ちあるいはこれに伴う、喜びと幸せを追求する精神が働きます。これこそが人間であると言わなければなりません。

　人間が人間らしく生存する姿を、人体が本来有する生存の意義と呼べば、人体の生存の実態を改めて振り返って見るまでもなく、無意識下に寝転がった姿よりも、目覚めて人間として活動する姿を、当然思い浮かべます。ところが目覚めて動く姿や生理現象などに従事する姿は、動きを有する、ほとんどの生物に共通する姿であろうと考えられます。

　しかしこのような観察から人体においては、昼間の人間としての活動の中でも、その中核を成す創造活動こそが、真の意味での、人体の生存の意義であることが理解されます。この創造活動を生み出す高次元の精神が、意識覚醒中意識下無意識下に、人体に絶えず作用する、人間としての意識の中核の一つであり、これこそが人間の意識の真の意味での発露です。

　以上のように人体が表現する人間の行為を、生存行為、生活行為、

ならびに自由行為（特に創造活動）の三つに要約することが可能です。

§2・8　疲労

　人体の生存の実態が呈する、人体の二種類の生存様式、活動モードと睡眠モードの選択は、本来はその生存環境としての、自然界が産み出す生存のリズムに起因する、意識状態の切り替えによって規定されます。

　二種類の生存様式は昼夜毎に交代して、一日一日を規定しながら生存し続けますが、これに連動して生じる、人体自身即ち人体状態の日内変動によっても、その交代が促されます。

　人体状態における、この変動の最大の要因が疲労です。

　一般に疲労とは、人体にとって決して異常ではありませんが、生理学上、良い意味や積極的な意味合いで把握される現象とは言い難い現象です。まして一つの正式な生理機能として捉えられることはありません。

　確かに疲労は活動に伴って生じる、一見、いわば負の生理現象にしか見えないことも事実です。しかし生存様式という新たな視点の下では、人体の生理上、その日内変動に表れる、基本的な生理機能として理解することが可能です。

　つまり疲労は活動によってのみ産み出され、睡眠によってのみ解消されるため、自然としての人体の仕組みの上から、人体自身に生じる、その生存様式を規定する生理機能として把握することが可能です。（また後述するように、生存様式を規定するに留まらず、生存そのものを司る要因としても作用します。）

同時に疲労は、生存の意義を果たす活動に対しても、直接的な影響を及ぼします。
　なぜならば疲労が活動によって産み出され、かつ疲労が活動を妨げるからです。疲労は活動に対する集中度ないし適性度（健全性、活動の質、生存の質）に対して、負の影響を与えます。
　活動に対する集中度は活動意識と人体状態の、二種類の要因によって規定されます。前者は主として病的な状況で問題となると考えられるため、従来の通りここでは後者の要因である人体状態についてのみ考察します。
　人体の状態が活動を良好に行なうことができる状態にあるか。言葉を換えれば、元気に活動し、快適に生存することが可能な人体状態にあるかという意味で、活動の質（生存の質）を、前述の通り、人体状態という用語で表します。
　活動にとっての人体状態を生理的に整え、活動に対する適性度を確保するためには、空腹と口渇即ち飢餓を満たす飲食、ならびに疲労を除く睡眠が基本的に必要です。
　ここでは両者の内、生存様式に直結する、疲労についてまとめます。

　疲労の直接の原因は活動にあります。
　活動システムが主システムとして作動すれば、活動が始まり、活動とともに疲労が発生します。
　この場合の活動の意味は、すでに述べたように、活動行為の具体的な内容や活動度を問わず、活動意識下に活動システムが作動して、活動機能が発動する活動モード（活動状態）にあるという意味での活動です。つまり活動ではない、睡眠に対する用語です。活動意識が喪失されるまでは、どんな活動状態であれ、活動に違いはなく、活動モード中にあります。

ここで疲労とは一般に活動に随伴して出現する、疲労感や倦怠感などの、活動を阻害する自覚感覚です。無意識の体動や欠伸などの、第三者が認め得る客観的な状態としても表現されないわけではありませんが、これらはあくまでも表面上のその一部であり、主体は身体上の自覚的な感覚として捉えられます。

しかしこの自覚感覚の原因となる、何らかの生理上の実質が存在すると考え、ここでは両者を含めて、疲労ないし疲労荒廃状況と呼ぶことについても、既に述べたとおりです。

次に疲労の実態をさらに究明するために、改めてその始まりと経過を以下に辿ります。

朝覚醒直後から、明らかな疲労を感じることはありません。もしあるとすれば一般的には、昨晩からの睡眠が十分ではなかったことを意味します。朝覚醒後活動を始めても、しばらくの間は疲労感が生じることはありません。

活動が集中的に続行していく内に、たとえばデスクワークを例に引けば、仕事に集中しつつも、いずれは何気なく肩や首を動かしたり、背筋を伸ばしたりすることがあります。このことから肩や背中、足腰などに何らかのかすかな違和感が生じ、無意識の内に体を動かすことが分かります。さらにしばらく経過する内に、それまで気付かれることのなかった、肩などの凝りや頭重感、疲労感や倦怠感などの、自覚的な違和感覚、あるいは疲れたという明らかな疲労感が出現します。また疲労感に伴って欠伸が出ます。一般的には眠気を伴わない単なる欠伸や、あるいは軽度の眠気を伴う欠伸などから始まります。

これらは活動に対する効率や集中度が減少して来たことを表す兆候であり、疲労が活動を阻害することを示します。

そして時間経過とともに、次第に疲労感が漸増して行きます。これ

に伴って眠気を伴う欠伸も出没して来ます。ただしこれらの疲労感や眠気などの、主として自覚的な違和感覚が、時間経過あるいは活動量に正確に比例して漸増しながら、持続的に増大する感覚として、継続的に感得されるわけでは必ずしもありません。活動に再び集中すれば、消失してしまうことも多く、時折出没する程度が続いていきます。しかし完全に消失することはなく、活動開始後の早期のような、軽快な集中感覚が一日中継続するわけではありません。

　一日の終わり近く日没前後には、疲労感がさらに増大し、眠気を伴う欠伸が多くなり、これらの疲労が明らかになります。このように活動から見れば、朝から夜に向かって、人体状態が変動しながらも、しだいに劣化して行きます。

　やがて夜半には明らかになった疲労感、ならびに大きな眠気を伴う欠伸が、増減を繰り返し出没する内に、極度の疲労である疲労困憊、ならびに抗し難い強い眠気である睡魔に転じます。睡魔の中、意識が混濁して自我意識や意欲などが遠のき、行動や思考などの活動能力が急激に低下します。最終的にそのまま活動意識を失うとともに、その自発的な行為である活動を余儀なく放棄して、無意識下の睡眠に移行します。

　仮に眠気を我慢したとしても、この我慢には限度があり、多くの場合いずれは短時間の内に、同様のより強い状態が出現し、最終的には活動することを放擲して、睡眠に突入します。

　徹夜などの例外はあるものの、このような場合であっても、徹夜の理由や原因が解除された段階で、改めて強い睡魔に襲われて、否応なしに眠りにつきます。徹夜をした分、普段より量と質の高い睡眠を要します。そして熟睡すれば、昨夜までの疲労から解放されて、眼を覚まし、再び活動に専念します。

このように疲労の始まりから終わりまでと、その後の新たなる疲労の始まりまでの経過を辿れば、次のような考察が可能です。

第一に活動と疲労と疲労解消の三者は、次のような関係にあります。

まず活動によって疲労が産生されます。活動内容の如何に関わらず疲労が発生します。このことから活動モードにあること、つまり活動意識が働くこと自体が、疲労を発生する原因になることが分かります。また活動の内容によっても、疲労の発生度が異なると考えられます。活動に集中すればする程、精力的に活動すればする程、疲労の発生が増大します。

生じた疲労は、睡眠によってのみ解消されます。

活動は睡眠による疲労の完全な解消を以ってのみ、再開されることが本来の原則であると考えられます。完全なる解消であることが望ましいわけですが、疲労や疲労感がある程度以下にまで減少することによっても、再開が可能となります。つまり多少の眠気があっても、これを無視して起床することによって、活動を始めることができないわけではありません。これは私達の日常の普段の姿ですが、敢えて表現すれば、このような生存の仕方は、本来の自然な生存の実態からは外れる姿ということになります。いわば人為的な生存の仕方ということになります。

したがって活動システムの標準的な再開は、一日の活動によって生じた疲労の、ある一定以上（おそらくその大半）が消失することをもって可能になります。少なくとも覚醒後の集中的な活動が、一定以上の時間継続できる程度以上の解消が前提となります。

さらに活動自体が疲労を産生することから、活動システムが再開するだけでは十分ではありません。その後の作動を継続するためには、

活動に伴って発生する疲労を即時解消する、何らかの機能の存在が要求されます。この機能に該当するのが、睡眠中に作動する維持システムの疲労解消機能です。維持システムは睡眠モード中、主システムの睡眠システムと化して作動しますが、活動モードでは従システムとして作動することから、この維持システムの疲労解消機能が、活動に伴って生じる疲労を解消します。他にはこれに該当する機能が存在しません。

　このことから活動システムの再開には、昨夜までの疲労が解消されるだけではなく、従システムとして維持システムが作動することが前提となります。従システムの作動を条件として、活動システムが新たなる作動を開始します。換言すれば活動機能は疲労解消機能に支えられる形で、疲労解消機能に依存しながら発現されます。つまり疲労解消機能に先導され、支配されながら機能します。

　次に活動の始まりの時点では、前述の通り熟睡した翌朝は、昨夜までの疲労から解放されており、原則的に疲労は存在しません。
　少なくとも熟睡すれば、翌朝からの活動が十分に可能な程度以上までには、昨夜までの疲労の大半から解放されます。
　また覚醒後活動を開始しても、その直後から疲労が起きることはありません。
　ところが活動が始まり、しばらくすると、新たな疲労が生じて来ます。一旦発生すれば、疲労は活動とともに増大していくと考えられます。ただし疲労の増大度とその自覚感覚とが、常時一致するわけではありません。活動に没入すれば疲労感が失われます。他方夜半就寝時近くになれば、著明な疲労ないし疲労感が改めて顕在化することから、結果として、活動中を通して、疲労が漸次増大すると理解されます。さらに発生した疲労が活動の効率を減少させ、最終的に活動の放

棄に導きます。このように疲労が活動を妨げます。

疲労解消機能が作動しているにも関わらず、開始当初には存在しなかった疲労が生じ始め、やがて増大し、最後に活動機能が終焉を迎えることから、この裏では疲労解消能力が減衰して行き、最終的に消失することを示します。

このことから活動が維持システムの疲労解消能力を消費するとともに、維持システムの疲労解消能力には限度が存在することが判明します。

疲労解消機能が十分に保持されている間は、活動機能も順調に作動します。

やがて活動によって疲労解消能力が消費されれば、その分活動能力も減少します。

疲労解消能力が減少すれば、疲労の発生が漸次増大し、疲労が増大すればするほど、活動機能が阻害され低下して行きます。このことから活動機能の低下とは、維持能力の漸減に他ならないことが理解されます。活動を支える維持能力が低下して行くことによって、活動に対する集中度（適性度）が減少し、活動の質が低下して、人体状態が劣化していくことが分かります。

昼間の活動の過程を改めて観察すると、確かに疲労によって活動が妨げられていきますが、活動を主として捉えれば、この現象を二つに分けて捉えることができることに気が付きます。活動能力の下降と疲労の蓄積という、二つの面から成立しますが、その実態は疲労の蓄積にあり、活動機能がそれ自身で縮小していくのではありません。

以上のように疲労の本質が、維持システムにおける維持能力の減衰にあることが判明します。

その結果活動の進行とともに疲労が増大し蓄積して行き、これに反

して活動、疲労解消の両機能が同時に低下して行きます。

　最終的に限度を有する疲労解消機能が消費されて、遂にはその能力を喪失します。この時点で疲労解消機能に支えられて発動する活動機能も、同時に終了します。また疲労がその最大限度にまで到達します。

　見掛け上は一日の活動に伴って、疲労が発生し、夜半にはその疲労状態が極大に達して、活動意識が失われ、活動機能が終了します。

　第二に疲労が到達する、その最終段階についてまとめます。

　疲労感や欠伸や眠気などの、主として自覚感覚を中心に表れる疲労は、一旦始まると、出没し増減しながらも、事実上その度合いが進行して増大し、疲労困憊状態に接近していきます。

　その接近には限度が存在し、その限度を越えれば、両システムは機能不全に至り、意識が切り替わり、生存様式が交代して、生存の実態が変容します。

　夜間就寝直前には疲労解消機能の能力が、完全な消失に至る直前の、最低限度にまで低下し、この疲労解消能力の低下に伴って、活動機能も同様の経過を辿り、最低レベルの活動可能状態に至ります。

　ただし活動機能は維持機能がある程度以下に極度に減弱するまでは、その能力をある程度以上保持すると考えられます。おそらく入眠近く疲労困憊に到達する直前まで、あるいは維持機能が消尽する直前近くまで、それなりに保持されます。

　疲労困憊とはほぼ活動を放棄した状態に近く、それまではそれなりの活動能力を保持しており、維持システムの能力がほぼ消滅する近くまで、活動システムの機能が保持されると推察されます。活動意識が存在してはいても、その澄明度にも蔭りが生じ、活動意欲が失われつつあります。

　真の疲労困憊とは入眠直前から入眠時までのごく僅かな時間に、維

持能力が特に急激に消尽して行く過程で、これに随伴しながらほぼ同時並行的に活動能力自体も急激に低下して行く時の姿です。最終段階である機能不全に向けて、両システムの機能の減衰が急激に進行していきます。

　これらが全身の強い倦怠感や強い疲労感を伴って活動能力を失っていく、つまり疲労困憊の直接の原因であり、同時に睡魔を誘発する原因でもあると考えられます。

　睡魔が伴えば活動意識は機能しつつも、急激に喪失されていき、事実上活動能力を放棄した状態にあります。この疲労困憊状態は極めて短時間に進行するため、自覚されることは通常ほとんどありませんが、入眠直前に誰もが通過する生理現象です。

　疲労解消機能がその限度まで消費されて消失した段階で、疲労解消、活動の両機能が同時に、機能不全に限りなく接近して、疲労困憊と睡魔に襲われます。続いて睡魔の中、活動意識が朦朧と化し、最終的に活動意識と活動能力が失われ、活動可能状態である活動モードが放棄されます。活動意識が睡眠意識に切り替わって、活動不可能状態である睡眠モードに転じます。

　ただしこれらの現象は、睡眠中どのように疲労が改善されるかという、逆の現象と表裏一体として、考え合わせる必要があります。

　第三に疲労を解消する睡眠中の出来事と、その意義について考察します。

　睡眠モードに移行することは、活動不可能状態に突入することであり、同時に翌日の活動可能状態に向けて、疲労解消機能が再開することです。

　生存の意義を活動に置けば、活動不可能状態とは、人体の本来の姿を放棄した、いわば生存不適格状態に相当します。人体の仕組み上、

このようないわば仮死状態から脱却して、活動可能な翌日を再び迎えるためには、強力な疲労解消機能を有する、睡眠機能以外にどのような手立ても存在しません。

したがって睡眠無しに、翌日を迎えることは不可能です。これは前述の通り自然としての人体が有する、二種類の生存様式から既に明らかです。

疲労は生理的な変動ですが、人体状態を劣化させて、生存の質を損ない、人体自身の生存を脅かす直接的な原因となります。したがって疲労の解消無しに、翌日の生存が確保されることはありません。また一般に生死と意識の有無とは、表裏一体として捉えられます。

以上から睡眠中に作動する維持システムの疲労解消機能が、単純な疲労解消機能ではないことが理解されます。そして睡眠機能の中にこそ、生存の仕組みが存在することが、改めて強く示唆されて来ます。

第四に疲労の実質とは何かを改めて考察します。

疲労は、活動（主）、維持（従）の両システムの作動下、活動中に生じます。両システムの機能低下に伴って、疲労が発生し増大しますが、疲労に対して、どちらが直接的な原因であるかという問題を考えてみたいと思います。

ここでは疲れが極まったら、活動が不可能になるか、少なくとも活動することが困難に陥ります。また活動を妨げる疲労が最大化する時期とともに、活動システムの終了が訪れることから、活動システムの終了が疲労に起因すると理解されます。

まず活動システムそのものを考察します。

活動システムは維持システムによって維持されながら、つまり保護されながら作動します。このような前提となる状況下に作動するた

め、維持システムの能力に問題が生じない限り、あるいは活動システムが直接特別大きなダメージを受けない限り、活動システム自体に本来支障を来たすことはありません。作動中そのシステムが保護され、その限りにおいては、機能にも変化が生じません。

　念のため活動システムを作動する、主たるエネルギーについて考察すると、同システムを作動するエネルギーは、飲食に由来するエネルギーです。

　その理由は空腹になれば動く元気がなくなり、食事をすれば又元気になって、動き回り活動することが、再び可能になるからです。活動システムを物質構造物として捉えれば、飲食に由来するエネルギーによって、その構造が作動するため、体内に飲食物ないしこれに準じる物質が存在し、エネルギー発生機能が順調に機能する限り、基本的にその作動とその機能が中断されることはありません。実際に空腹時に食べれば、一般には活動能力が高まります。ところが摂取した飲食物の一部が、消化管内部に残存し、依然として消化吸収が継続するにも関わらず、夜間にはその機能が終了します。

　このように物質構造物の三大要素である、機能、構造、エネルギーから見れば、いずれにも原因が認められないにも関わらず、疲労が発生して、最終的に活動システムの作動が終了します。

　このことから基本的に、疲労そのものの主たる原因が、活動システムには存在しないことが分かります。

　次に活動、維持の両システムの関係を見ることにします。

　活動時は活動システムが主、維持システムが従となり、両システムが同時に作動します。

　ところが活動が主、維持が従であるにも関わらず、活動システムは維持システムに依存しながら作動します。人体の仕組みは、活動シス

テム自体が活動を妨げる疲労を発生して、最終的に活動不能に陥り、さらに活動システムの再開は、疲労の解除をもって、基本的に初めて可能となる仕組みです。

　そこで活動システムは、その時点での人体全体にとって、自ら(みずか)が主たる機能を果たすにも関わらず、その機能がその阻害要因である疲労を発生するため、疲労を解消する、従としての維持システムに依存しながら作動することになります。維持システムは疲労を始めとして活動を妨げる、基本的にあらゆる要因を排除するシステムです。そのため先程も述べたように活動システム自体に、維持システムの能力を上回るような、特別な事態が急激に勃発しない限り、何らかの支障がその生理的な変動の範囲内において生じたとしても、これらは全て維持システムの機能の対象となり、原則として発生と同時並行的に即時消失します。

　つまり活動システムの作動に伴って生じる全ての支障は、維持システムが作動する間は、仮に発生したとしても、少なくとも大きく表面化することはなく、システム全体として健全に維持されます。活動システムの能力は、原則として維持システムの能力が一定のレベル以上存在する間は、ほぼ完全に保持されると考えられます。維持システムの能力がそれ以下に減少し始める時点から、活動システムにも何らかの支障が発生し始めて、その後増大していきます。前述のようにおそらく就寝時間に接近していけば行く程、維持システムの能力が急速に低下していき、それに伴ってほぼ同時並行的に、活動システム自体の支障も急速に増大し拡大し、最終的には両者が相俟って、極度の疲労である疲労困憊に至ると考えられます。

　このように活動システムの機能低下はあくまでも、維持システムの変動に伴う現象であると考えられます。維持システムの機能が消失する以前に、活動システム自体がダウンすることはありません。

活動システム自体に問題が生じることはなく、またこのように維持システムの作動中に、活動システムがダウンすることはありません。これらのことは少なくとも維持システムよりも先に、活動システムがダウンすることはないことを示します。したがって活動システムを支える、維持システムが機能不全に陥ることを以ってのみ、活動システムの作動が終了します。つまり維持システムがダウンすれば、これに伴って活動システムも機能することが不可能になり、両システムが相次いで、ほとんど同時にダウンします。実際睡眠直前には活動、維持の両システムが同時にダウンして、活動不可能状態に突入します。

ここで疲労の始まりについて改めて考察します。
疲労の直接の原因は活動することにあります。
より具体的には活動システムを成立させる各種の組織や臓器が、活動即ちその本来の意義としての機能を果たした後に陥る、ある種の荒廃状況が、疲労の発生の始まりであると捉えることができます。このその時々の荒廃を解消して、活動システムの本来の意義を果たすことが、維持システムの疲労解消機能の役割です。
したがって維持システムの機能がある一定の能力を発揮する間は、この荒廃が即座に除去されることから、活動システムの荒廃がそのまま定着することはありません。ただし今述べた事柄は活動システム全体に関する概括的な方向性であり、個々の組織や臓器の現場では、これらを前提に置きながら、それぞれが固有のリズムや日内変動の下に機能します。

ところが活動システムが機能すれば、維持システムの能力が消費され漸減していきます。このことは維持システムが、その本来の機能を行使する過程で、維持システム自体にも、ある種の荒廃が発生するこ

とを意味します。活動システムが人体の生存意義を遂行する間は、維持システムは常時作動して機能し続けるため、その荒廃が進行し蓄積し続けることになります。その理由は維持システムには活動システムのようなサポートシステムが、少なくとも活動中は存在しないからです。したがって既に触れたことですが、維持システムの回復作業は、一日の活動が終了した後、夜間睡眠中に集中的に行なわれます。

　以上をまとめると、疲労という一連の生理現象の直接的な原因が、活動システム自体の能力の低下にはなく、これを支える維持システムの荒廃と能力低下にあることが判明します。したがって疲労とは、維持システムの劣化に伴う、身体上の自覚感覚であることが判明します。

§2・9　睡眠システム

　昼間活動モード中、活動システムが主システムとして作動する間、睡眠システム（維持システム）中の疲労解消機能が、引き続き従システムとして作動します。

　活動が産み出す疲労によって、従システムの疲労解消機能が消費され、最終的に枯渇し、これに伴って活動意識が失われ、活動システムの作動が終了します。そして睡眠意識が主導する睡眠モードに移行します。

　生存の実態から、睡眠中に疲労が解消するという明らかな事実が存在するため、睡眠モード中睡眠意識下に作動する、主システムとしての睡眠システムの機能の一つとして、疲労解消機能が存在します。この機能が朝の覚醒とともに従システムに転じ、活動システムの機能を

支えながら、引き続き作動します。

　同じ維持システムの疲労解消機能ではあっても、異なった生存様式下に発揮されるため、昼間従システムとして作用する場合と、夜間主システムとして作用する場合とでは、その能力も様式も大きく異なると考えられます。前者は活動可能状態において発現される維持機能であり、他方後者は活動不可能状態において発動する維持機能であるからです。

<u>疲労解消</u>

　人体の本来の生存意義は活動にあります。

　ところがそれにも関わらず人体の仕組みとは、活動自体が、活動を阻害する疲労を産み出す仕組みです。しかも少なくとも表面上は、活動とともに疲労が増大し、この唯一の活動阻害要因である疲労によって、活動が最終的に完全に妨害されて終了し、活動不可能状態に転じる仕組みです。

　そこで翌日再び活動するためには、活動を不可能に導いた、直接の原因である疲労が、疲労解消機能によって除去されなければなりません。完全に除去されるのが原則です。

　この疲労解消機能が夜間睡眠中集中的に機能して、疲労荒廃状況を除去し、翌朝には再び活動可能状態を回復します。

　活動意識から睡眠意識に切り替われば、睡眠システムの作動が開始され、睡眠モードに移行します。

　活動から見れば、眠る姿は、一見、寝転がって何もすることなく、ただ生きているだけの状態に見えます。しかし人体内部では、全身を挙げて、疲労解消に専念しており、翌日の活動にとって最良状態を確

保することを目標に、人体状態が回復していきます。

　即ち睡眠中、活動不可能状態の原因となる、活動を妨げる疲労荒廃状況が、疲労解消機能によってしだいに解消され、翌朝には再び活動可能状態が回復されます。

　疲労の解消の度合いにその強弱や早い遅いがあれ、睡眠の量や質に応じて、時間経過とともに、疲労が漸減し、完全な消失に向けて、睡眠機能が進行して行きます。就寝すれば、睡眠の程度に応じて、疲労が減少します。仮に完全な活動可能状態に至る以前の人体状態で、目覚めることがあったとしても、ある一定以上の睡眠が確保されれば、その睡眠に見合った分の疲労が解消されて、不完全なりの活動可能状態に移ることが可能です。

　睡眠システムが完全に作動すれば、最終的に人体全体を、再び活動可能状態に完全に導きます。即ち熟睡した朝は、疲労から完全に解放され、活動が開始されても眠気を催すこともなく、活動可能状態の中でも、最良の活動可能状態にまで回復します。

　ただし覚醒直後ないし起床直後には、何がしかの疲労感ややだるさ、欠伸、眠気などが残ることがあります。このような場合、それがそれまで専念していた睡眠の影響であるのか、それとも疲労ないし疲労荒廃状況が幾分かでも残存しているのか、それとも別の要因によるものなのかは判然としません。

維持機能

　以上のように活動から見れば、睡眠モード中に、活動が再び可能な人体状態に準備されるため、前述の通り、同モードを活動準備状態。また睡眠システムを"活動準備システム"と言い換えることができます。

このように睡眠システムを、活動不可能状態を再び活動可能状態に準備する、活動準備システムと把握した場合、活動を妨げる要因が疲労以外に存在するならば、睡眠システムの対象が、疲労だけに留まらないことが理解されます。

　何よりも疲労もなく、また空腹や口渇などの、生理的な要因が満たされている状況であっても、その他の人体状態が良好でなければ、生存の意義である活動機能を十分に発揮することができません。
　疲労は人体自身がその内部において発生する、日常の生理上の日内変動における、活動阻害要因です。
　これに対して人体内部に留まらず、その外部であり生存環境である、自然界および人間社会には、細菌やウィルスなどの感染源、毒物や異物、外傷やストレスなどの異常発生要因が存在します。あるいは精神的な煩悶や免疫異常など、人体自身が産み出す異常なども存在します。疲労とは異なる、このような様々の内外の阻害要因が存在します。
　これらが活動を直接阻害する要因となる場合も少なくありません。また見方を変えれば活動の有無とは関わりのない、生存すること自体に伴う、いわば生存阻害要因です。これらは日々生じるとは限りませんが、しかし日常生じ得る、むしろ常時存在し得る、疲労とは別の、非生理的な阻害要因です。
　そこで人体にとって疲労よりも危険度の高い、外傷や疾病などの、生存すれば直面する可能性のある、生存と生存状態を脅かす全ての要因、異常状態や非常事態などの全てが、活動準備の対象の中に、本来含まれて来ます。
　その一例として、たとえば軽い鼻風邪や軽症のかすり傷などが、深く熟睡することによって迅速に治癒に向かうことが、しばしば経験さ

れます。また入院を要するような病人がベッドに横臥すれば、通常は昼夜を問わず、元気になるまで眠り続けます。

あるいは活動中睡眠中を問わず、ウィルスなどに感染しても、発病に至る前に、これを駆逐するなどの、いわゆる防御機能が存在することも確かです。

繰り返して述べれば、活動の有無を問わず、人体は単純に生存するだけでも、大小さまざまの危険に晒され、また損傷を受けることになります。

その上に活動すれば、その危険度が増大します。

したがって人体自身は生存と活動に対する、これらのあらゆる阻害要因を除外する機能によって、保護されなければなりません。そのような機能が予め具有されて初めて、生存の存続と生存状態の維持が図られ、その上で生存の意義を果たす活動が可能になります。

翻ってもう一つの基本システムである活動システムは、活動に専念するシステムです。

同システムは、むしろ活動を阻害し、人体状態を劣化する要因である、疲労を産生する機能です。このような機能は、活動準備機能とは相反する機能でしかなく、活動準備機能には該当しません。

したがって疲労以外に活動を阻害する要因が存在し、これを除去する機能が存在するとすれば、睡眠機能を措いて他には存在しません。

このような機能は、その性質上、活動の有無に関わらず、中断することなく、絶えず機能します。しかし活動中は、その主たる機能が活動にあり、この活動機能によってのみ生存の意義が果たされることから、それ以外の機能は限定的にしか行使されません。したがって活動以外の機能が本格的に機能するためには、特に睡眠中に集中的に機能する他はありません。疲労以外の生存阻害要因も、睡眠中に解決され

ずに、そのまま残存すれば、活動を阻害する要因となります。したがって次の活動に対して万全の準備が整うためには、これらの活動および生存を阻害する要因の全てが包括的に、睡眠中に根本的に除外される以外に、その機会を基本的に得ることができません。

つまり睡眠システムは、日常的な機能としての、ただの疲労解消システムだけではありません。睡眠システムは疲労を含め、活動を阻害する、日常非日常、生理非生理を問わず惹起する全ての活動阻害要因、さらに広くは全ての生存阻害要因を対象として作用します。即ち人体全体をその生存意義である、活動を可能とする人体状態に回復し維持します。

しかしその一部は一晩の睡眠だけで万全に除去することができず、翌朝以降の阻害要因として残存し、引き続き維持機能の対象となります。これらがやがて本格的な疾病や外傷として、さらに残存し続け、時には悪化し表面化して、医療行為の対象に転じます。

疲労を含めて、活動ならびに生存を妨げる要因が一切存在しない状態にあることを、改めて"健全"と呼ぶならば、その意味で睡眠システムは、健全性を回復し、その健全性を維持する機能を発揮するシステムです。（ただし睡眠機能には空腹や口渇を回復する作用はありません。本書では生存や生存状態における、主として内因性の要件にのみ限定して考察します。）

そこで疲労解消機能を含めた、これらの活動準備機能即ち睡眠システムを、"健全性維持システム"、あるいは従来通り、簡略に維持システムと呼びます。

維持システムを広く表現すれば、人体全体を保護し維持して、生存と活動を確保する機能です。

またこの睡眠機能の中核となる、疲労解消機能を含めた維持機能とは、人体としての生存そのものに対する、一種の保護保全機能です。
　このような機能が存在するならば、その性質上、活動中や睡眠中に限定されることなく、昼夜分かたず、常時、即ち生存中の全期間を通して、機能することが理解されます。
　そこでこのような維持機能は、昼間活動中にも、従システムとして作動します。
　活動中はまず活動が産み出す活動阻害要因、即ち疲労を解消して、活動システムの機能を支えます。その一方で活動とは無関係に生存そのものに伴って発生する、生存阻害要因を除去して、生存を保全し、活動を保護します。
　以上のような角度から睡眠システムにおける、これらの機能を把握すれば、維持機能として昼夜分かたず機能することが理解できます。

定常機能

　これをさらに敷衍すれば、人体状態が健全性を維持するだけではなく、活動にとって、最上の人体状態の確保に向けて作用することが分かります。
　したがって活動にとって、そのようなある一定の、最上の状態が存在することが理解できます。少なくともそのような方向性の下に作用します。
　ここでこのような、ある定まった最上の人体状態を"定常状態"あるいは"定常"と呼べば、それ以外はこの状態から逸脱した"変動状態"にあります。ここで定常状態を確保する機能を"定常"、定常から離れて、変動状態を確保する機能を"変動"とします。変動の内容とは何かと言えば、その主体は人間の活動にあります。このように表現

すれば、人体状態は定常と変動の拮抗の上に成立します。定常が確保されれば、活動意識が目覚めて、変動に移行します。変動が極まれば、睡眠意識が台頭し、定常を求めます。

しかし一般社会においては、定常状態が毎晩獲得されることはなく、むしろ定常状態に至ることは、極めて稀であると考えられます。

そこで定常状態に近い状態を、より具体的に指定すれば、朝覚醒時に日々獲得される、最良の活動可能状態の内の最高レベルの状態を指します。しかし多忙を極める現代社会においては、これさえも確保されることは少ないと考えられ、多くの日々は、疲労が解消されるだけの、いわばそれなりの良好な状態を獲得するに留まります。

定常状態ないしこれに近い状態から、より具体的には朝の覚醒時から、活動を主目的とする変動が優位に始まり、人間の活動に従事して、最終的には変動が終焉する、活動不可能状態を目指して変動し続けます。その結果活動、維持両システムが機能不全に陥った、活動不可能状態に至り、ここから活動可能状態を目指して、再び定常が優位に機能します。

定常とは人体自身の生存の維持を求め、他方変動は生存の意義を求めます。その意味で変動は定常の上に成立します。定常と変動のどちらに重点を置くかで、表現すべき内容が異なってきますが、いずれにしても、この現象は人体が自然存在であるため、自然界の変化や変動と軌を一にする、自然としての現象です。

この定常に導くという意味で、睡眠システムを"定常システム"と称することが可能です。

睡眠システムとは、これらの疲労解消機能、健全性維持機能あるいは略して維持機能、そして定常機能の全てを包含するシステムです。この三者の中では、最低生存の意義を果たすという意味合いにおい

て、定常状態という最高に至らぬまでも、活動が可能な人体状態を維持する点から、特に維持システムを以って代表させ、一般に維持システムと呼びます。維持システムは、これらを含めて総合的に、人体自身の維持を司る機能を発動します。維持システムは昼夜分かたず、即ち主システムとしても従システムとしても作動し、生存する全期間を通して人体状態を維持します。

生存システム

　ところが繰り返しに述べるように、この維持システムの維持能力は、活動がもたらす疲労によって消費され、就寝する時点で、その維持能力が枯渇してしまいます。

　その結果最終的に活動、維持両システムは、機能不全に突入して、活動可能状態から活動不可能状態に転落します。

　このように一時的であるにせよ、人体の二大基本システムは、夜半入眠時には、両者揃って機能不全に陥ります。前述の通り、いわば一種の仮死状態に突入します。

　この活動不可能状態から脱するためには、何らかの新しい契機を要します。

　活動不可能状態とは活動意識の表面上の終焉を意味するため、完全な死に至っていない以上、その自然な仕組みから、活動意識に代わって、睡眠意識が台頭します。これが活動可能状態から活動不可能状態に移行する時点で、活動不可能状態に発生する、唯一の新たな事態です。この唯一の新たな事態を契機に、ただの活動不可能状態でしかない状態が、活動可能状態を目指す活動準備状態に変容します。

　その変容とは睡眠意識が作用を開始することによって、何はともあれ、維持システム自体に生じた疲労荒廃状況が解消されて、その本来

第2章　人体の自然な仕組み

の疲労解消機能が、改めて再開される方向に導かれることです。この疲労解消機能は同じ疲労解消機能ではあっても、昼夜では、その機能が様相を異にします。昼間は活動システムが発生する疲労を解消し、一方夜間はまず何よりも維持システム自体に生じた疲労ないし疲労荒廃状況が解消されなければなりません。そうして初めて活動システムを含む全身が回復されます。このことから活動、維持両システムの、さらにその奥に、より高次元のシステムの存在が示唆されて来ます。

　そこで活動意識が睡眠意識に切り替わることによって、どのような機序が働けば、「一旦中断した疲労解消機能広くは維持機能が、再び作動を開始することが可能となるか」という、一大問題が浮上して来ます。

　このような文字通り、起死回生のメカニズムが作用してこそ、新たなる生存と新たなる活動が可能となる、明日という日を迎えることができます。

　このメカニズムの下、維持システムが回復し再開されるだけではなく、活動中は従システムであった維持システムの機能が、大きく飛躍して、睡眠中の主システムである睡眠システムと化し、強力に作用することが可能となります。この両者はともに意識の交代に基づく、同時並行的に進行する変化であり、表裏一体を成すと考えられます。

　ここにこそ主システムとして作動する睡眠システムの、真の働きが隠されています。

　活動、維持の両システムは共に、個々の具体的な生理機能に先立つ、人体の生存様式を司る全身性のシステムです。

　ここで人体が物質構造物であることから、両システムが、動的物質構造物として不可欠な、機能と構造とエネルギーの三大要素から成立することに改めて着目します。

153

ちなみに活動システムをこれらの観点から見れば、活動中は維持システムが必要十分に機能する限り、その構造にも機能にも変化が生じることはありません。したがって飲食物から獲得されるエネルギー供給が必要十分に持続する限り、活動機能に変化を生じることはありません。
　このような観点から、人体が陥る睡眠という、活動不可能状態について、ここで考察します。
　活動モード、睡眠モードにおける主従の交代や、疲労を巡る一連の現象等は、人体にとって、生理機能の変動として出現する、日内変動にしか過ぎません。両システムや人体自身に、何らかの特別の損傷や異常を生じる現象では決してありません。
　あくまでも日内変動上、両システムが一時的な機能不全に陥るという、生理機能上の変動です。
　機能自体や構造自体に異常事態や特別の変化等が生じるわけではなく、機能の本質と構造に問題が発生するわけではありません。このように考えてくると、この機能上の変動の原因が、三大要素の最後の要素である、エネルギーにあることが判明します。
　エネルギーが供給されるに当たっては、何らかのエネルギーシステムが存在すると考えられますが、このシステムに何らか変化が生じたとしても、あくまで日内変動の範囲内の、生理上の出来事にしか過ぎません。
　したがって機能上の変動の原因として、最後に残る要因は、エネルギー量の変動だけです。
　エネルギーの消費に当たっては、そのシステム上何らかの調節メカニズムが働く可能性が考えられますが、いずれにしても最終的にある限度を越えるまでに、エネルギーそのものが消費されて、エネルギー量が減少していけば、その機能が明らかに低下していきます。さらに

エネルギーが消尽すれば、システムはダウンないしこれに準ずる状態に至ります。

これを維持システムについて考えると、これを作動するエネルギーが、ある限度を越えて減少して行けば、疲労解消能力が低下して行きます。最終的にエネルギーが実質的に枯渇して機能不全に至り、活動不可能状態に突入します。

即ち疲労解消能力の低下は、同システムを作動するエネルギーの減少を意味し、その機能不全はエネルギーの枯渇を意味します。

したがって機能不全に立ち至った維持システムが、睡眠中にその作動を再開して、翌日の活動を可能にするためには、少なくとも同システムを作動するエネルギーが、まず供給されなければなりません。

活動不可能状態の始まりは、活動可能状態の終了時点であり、活動意識が喪失され、活動モードが終焉する時点です。

この活動不可能状態がそれ以降も、活動不可能状態のまま終始すれば、再び活動モードに回復することはなく、活動意識が再開することはありません。つまりその後の生存が継続されることはありません。

活動不可能状態が再び活動可能状態を獲得するためには、活動不可能状態がそのまま活動準備状態に転じることが必要です。活動モード（活動可能状態）が睡眠モード（活動不可能状態）に移行する時点で、同時に並行して起きる、唯一の現象は、既に指摘した如く、活動意識が睡眠意識に交代することです。

したがって睡眠意識が台頭することを唯一の契機として、ただの活動不可能状態が活動準備状態に転じます。活動準備状態が開始されることは、維持システムが再びその機能を再開して、疲労荒廃状況の除去が開始されることです。このことは維持システムを作動する、同システムにとって固有のエネルギーが、改めて供給され直すことを示し

ます。

　以上のように睡眠意識の出現によって、維持システムを作動する、維持システム固有のエネルギーの供給が再開されます。

　このことは維持システムの維持機能が活性化されて、最終的に活動機能が再始動するという、人体状態における機能上の出来事に止まりません。

　二大基本システムが機能不全に至り、一旦仮死状態に陥った人体、つまり活動不可能状態の人体がそのまま存続したとしても、それだけでは本来の生存の姿である、活動とは無縁の状態が続くだけであり、やがて人体の自然な仕組みである、二大生存様式を継続できない状況に至ります。このことは生存から逸脱することであり、即ち死を意味します。

　そこで活動意識に代わる睡眠意識の出現という新たな出来事を契機に、維持システムの活性化が開始されることは、同機能の再開に向けて人体内部の状況が変動するだけではなく、次の新たな生存が確保されることをも意味します。

　つまり生理機能という現象的な出来事に終始せず、その大前提となり、かつ何よりも人体としての存続の根源となる、次の生存が確保されることです。

　順番に考えれば、人体の生存が明らかになる以前の状態では、生存の有無がまず問題となり、機能の良否が問われることはありません。生存の有無とは、機能自体が存続するかどうかということであり、良否以前の話だからです。

　したがって生存が未確定の状態にあれば、機能の再開に先立ち、何よりも生存そのものが確定されなければなりません。厳密には新たな生存を可能とする、新たなエネルギーが供給されることによって、生存の確定作業がまず開始されることが先決です。

このように考察して来ると睡眠システム全体の機能とは、昼間の単なる維持機能だけではありません。その再開を唯一可能にするだけではなく、その前提となる新たな生存を確保する、"生存機能"に異なりません。睡眠中は疲労荒廃状況の解除に留まらず、これを可能とする以前に、これに先立ってまず生存そのものを確定する、「維持システム固有のエネルギーの供給の再開」、という生存機能が作動します。

　同じ維持システムとしての疲労解消機能ではあっても、活動時と睡眠時には、このような大きな差異が存在します。このように何よりも睡眠が生存そのものを直接司ります。したがって睡眠機能が十分に機能しなければ、再び活動モードに移行することはなく、したがってその後の生存が継続されることはありません。

　このことから睡眠システムの実態とは、これまで論じて来た維持システム、およびこれと密接不離に関連しつつも、これとは別に生存に直接関わるシステムが一体となった、包括的なシステムであることが理解されて来ます。睡眠意識の台頭とともに再開される、維持システム固有のエネルギーの再供給とは、荒廃状況に陥った維持システムの復旧が始まることを意味しますが、これに先立ち何よりも、まず生存そのものの確定作業が直接開始されることを意味します。維持システム固有のエネルギーを供給して生存機能を司る、このようなシステムを"生存システム"とします。

　人体の仕組み上大前提となる全身性システムとは、生存様式を規定する、活動システムと維持システムです。

　他方新たに浮上して来た生存システムは生存の根源に関わる、維持システムの上位に該当するシステムです。したがって活動、維持の両システムの中に、改めて生存システムの所在を求めるならば、同システムが維持システム内部において、その中枢ないし基盤を形成するこ

とが理解されます。

　ここで活動システム、維持システムの中から、生存システムを独立的に扱えば、人体の構成は、中枢である生存システム、そこに直接連続して支配される維持システム、これらの最末梢にあって、これらの中枢の支配を受ける活動システムの三大システムから構築されます。このように理解すれば、人体全体の管理運営という点から、維持システムが生存システムと活動システムを連絡することが分かります。

　また維持システム固有のエネルギーが存在するとすれば、生存に関するエネルギーであるため、全身に関わります。生存システムから供給され、維持システムを満たし、さらにこれを経由して活動システムに及び、全身に行き渡ると考えられます。その意味で維持システムが、その主要な流路となります。

内因性エネルギー

　ここでこのように直接生存に関わると考えられる、維持システムを作動するエネルギーに関する考察を要します。

　先に述べたように空腹になれば動く元気がなくなり、食べれば動く元気が出ることから、活動システムを作動する主たるエネルギーが、体外から摂取される、飲食物に由来するエネルギーであることが分かります。

　これに対して活動したり動いたりして生じる疲労は、飲食によっては解消しません。眠る直前に大食したり、睡眠中に点滴や栄養チューブなどで、飲食物ないしこれに類するエネルギー源を、体内に補給したとしても、睡眠時間が明らかに短縮されたり、睡眠が不要になるわけではありません。疲労を解消する手段は睡眠しかないため、より直接的に表現すれば、これらの行為によって、疲労や眠気が明らかに軽

減したり、雲散霧消するわけでは決してありません。

　このように飲食物やこれに類するエネルギー源は、睡眠にとって何の効果も与えないことから、直接的な疲労解消作用を有することがありません。

　また睡眠機能とは疲労解消機能です。ところが飲食由来のエネルギーは、活動システムを作動するため、活動を通して、むしろ疲労を産み出すエネルギーです。またこのように活動システムと維持システムの、それぞれの機能が相反することから、両者はそれぞれが独立したシステムであり、構造上直結し合う関係にはなく、全く別々のシステムとして存在し合います。

　以上を考え合わせると、少なくとも飲食由来のエネルギーが、維持システムに直接的に関与することはありません。したがって飲食由来のエネルギーとは別に、維持システム専用のエネルギーが存在する可能性が浮上して来ます。

　人体の外部から獲得されるエネルギー源は、飲食物だけであることから、このようなエネルギーが存在するとすれば、このエネルギーは、飲食由来のエネルギーとは異なり、元々体内に存在する、人体固有のエネルギーであると考えられます。ここで飲食由来のエネルギーを外因性エネルギーとし、これを"内因性エネルギー"と呼ぶことにします。

睡眠意識と内因性エネルギーの供給

　内因性エネルギーもエネルギーであるから、消費されれば、その分減少します。

　無条件で無尽蔵に供給されることはありません。また人体内部で、自然に発生するわけでは決してありません。

　睡眠中に発動する、生存システムを通してのみ供給されます。その

供給様式は生存様式に従って、同様の日内変動を呈します。

　なぜならば毎晩人体状態が生存の意義を失って、一種の機能不全に陥ること。これを含めて人体全体の仕組みが一日で完了し、一日一日の積み重ねによって、その一生が成立することから、同エネルギーも日内変動すると考えられます。

　全身性の機能不全状態から脱し、新たな生存を目指して、その生存の意義を果たすという目標の下に、一日が終了する睡眠中に、次の日の活動モードの実現を可能とするまでの分の内因性エネルギーが、人体自身の自然な仕組みによって、日夜、自律的に供給されます。

　したがって維持システム専用の内因性エネルギーは、飲食とは別の形で、人体の外部であり、生存環境である自然界から、何らかの経路を通して、入眠を契機に、内部に自律的に獲得されるエネルギーです。

　これらのことから、睡眠中に維持システムを作動する、維持システム専用の内因性エネルギーと、その供給システムが存在します。この供給システムを、生存システムと呼ぶことについては既に触れたとおりです。

　人体の生存の実態から判明する、活動と睡眠という二大生存様式から、活動だけの生存様式や、睡眠だけの生存様式は成立しません。睡眠から覚醒しないことは、人体としての生存様式から逸脱することであり、即ち死を意味します。

　睡眠から覚醒するためには、人体として単に生存するに留まらず、人体状態が再び活動が可能な状態にまで回復しなければなりません。そのためには維持システムが再開しない限り、活動可能状態に向かうことはありません。エネルギーの枯渇した維持システムを再開させる、唯一の要因は同システムにとって固有のエネルギーである、内因性エネルギーが再び供給されることです。したがって内因性エネルギーの新たなる供給を以って、新たなる生存と活動が可能となります。

活動意識の消失（表面上の）によって、人体は活動不可能状態に転落します。

　活動意識の喪失だけであれば、活動不可能状態がそのままの形で継続します。

　活動不可能状態に陥ること、つまり維持システムが機能不全に陥ったことのみを契機として、内因性エネルギーの供給が自律的に開始されることはありません。もしそのような事態が必然的に生じるならば、維持システムの機能が一時的に低下することがあっても、機能不全に突入することはなく、睡眠という現象が生じることもありません。少なくとも現に表われている生存の実態とは異なる、別の実態を呈するはずです。

　したがって特別な新たな契機を得ない限り、活動不可能状態に陥ってしまえば、活動不可能状態がそのまま継続することになります。次の活動準備状態に進むことはありません。

　すでに述べたように活動不可能状態において、内因性エネルギーの供給が開始され、活動準備状態に移行するためには、何らかの新たな契機を要します。

　ここで活動モードから睡眠モードに転じる時点の前後について、改めてその経過を辿ってみます。

　活動可能状態が終了して、活動不可能状態に転じると同時に、活動準備状態に移行する。この時点で同時に生じる新たな現象があります。

　繰り返し指摘するように、それは終了した活動意識に代わって、睡眠意識が台頭することです。

　したがって睡眠意識が出現すれば、これを契機として、他の誘因を待つことなく、活動不可能状態がそのまま、活動可能状態を目指す活動準備状態に変容することが理解できます。つまり睡眠意識の発現を

以って、生存システムにおける内因性エネルギーの供給が始まり、睡眠中はその供給が持続し、睡眠意識が消失すれば、その供給も終了します。

　内因性エネルギーの供給状態から、人体状態が三種類に分類されます。

　一つ目は維持システムを作動する、内因性エネルギーが欠乏した活動不可能状態です。内因性エネルギーをその固有のエネルギーとする維持システムが作動しないために、活動システムも作動しない、機能不全に突入した人体状態です。ただし全身が完全に枯渇するわけではなく、活動機能を発揮できない、最低の状態にまで減少します。

　二つ目はこの欠乏状態に対して、内因性エネルギーが供給される活動準備状態です。この不可能状態を脱すべく、可能状態に向けて、内因性エネルギーが供給され続ける人体状態です。

　三つ目は内因性エネルギーの供給が終了し、同エネルギーを消費しながら活動を行う活動可能状態です。翌日の活動に当たって、必要な内因性エネルギーの供給が完了し、供給されたエネルギーを使用しながら、活動を実施する人体状態です。

　これらの三つの供給状態の交代は、いずれも睡眠意識の有無と直接関連します。

<u>内因性エネルギーの保全力</u>

　次に内因性エネルギーが供給されることによって、維持システムにどのような変化が生じるかを検討します。

　まず始めに活動システムにおける、エネルギーの補給について考えます。

　活動システムの場合、作動エネルギーの減少により、その機能が低

下した状況であったとしても、エネルギー供給システムに異常を生じない限り、そのエネルギー源となる飲食物を摂取すれば、比較的短時間で回復します。

つまり空腹で動く元気がなくなった時であっても、疲れがない限り、適宜飲食すれば、十分二十分前後の単位で、動く元気が出て来ます。文字通り食べれば元気が湧いて来ます。このように活動システムは作動エネルギーの補給によって、その機能が速やかに回復されます。

これに対して維持システムの回復には、活動システムとは比較にならないほどの、一晩という長い時間を要します。

維持システムを作動する内因性エネルギーが、生存システムを通して供給されるにしても、私達は夜々、約六時間から八時間前後の睡眠時間が必要です。つまり維持システムの機能の完全な発現までには、一日の四分の一から三分の一前後の時間経過を要します。

活動不可能状態にある人体状態は、生存の意義を失うだけではなく、何よりも自身の死活問題に直面します。そのまま覚醒しなければ、死を意味するからです。このような緊急事態であるにも関わらず、単なるエネルギーの補給だけに、これほどの長時間を要するメカニズムであるとは考え難い。単なる作動エネルギーの減少だけであれば、活動を妨げるだけの、それ程の違和感が生じることもなく、またその補給に長時間を要することはないと考えられるからです。

そこでこの事実から、機能不全に一旦陥った維持システムの機能が再開するためには、作動エネルギーの供給だけでは十分ではないことが強く示唆されて来ます。内因性エネルギーの単なる供給以上の出来事が進展すると考えられます。

またこれを裏返せば、それこそが疲労感という現象の、より直接的な原因であり、その生理的な実態であることが推測されて来ます。

ここで人体全体から考えた時、維持システムの維持機能なしに、活動システムが機能しないことから、維持システムが活動システムを拘束することが分かります。
　その結果維持システムの能力が尽きれば、活動システムの機能もダウンします。
　この拘束という現実から、維持システムが活動システムの機能を支えているだけではなく、むしろ維持システムが活動システムを拘束し支配する、その上位のシステムとして機能するシステムであることが理解されます。
　そして活動が産み出す疲労とは、維持システムの能力の消費であることから、維持システムが活動システムの上位システムとして作動すること自体が、維持システム自体を何らかの形で消費し消耗します。
　これを維持システムの側から見れば、維持システムはその作動エネルギーを消費するだけでなく、これと同時並行して、自らをも消耗することによって、活動システムの上位システムとしての機能を行使します。いわば維持システムが吾が身を削り、自身を消耗しながら、活動システムを支配し支えつつ、間接的に生存の意義を行使すると捉えることができます。
　その結果維持システム自体が消耗し、維持システム自体に何らかの荒廃状況を招きます。この維持システムに生じていく荒廃状況が、進行性の疲労として自覚されます。この荒廃状況と内因性エネルギーの減少とは、おそらく表裏一体の関係にあり、相互に影響を与えつつ、荒廃が進展していくと考えられます。これらをも含めて、維持システムにおける疲労荒廃状況あるいは荒廃状況とします。ここで荒廃、荒廃状況とは、単なる機能上の低下だけではなく、機能を発揮する、その基となる構造自体にも、最終的に可逆的な生理的な範囲内の変動ではあるにせよ、生存の意義である活動機能（活動意識を含む）を失う

に至る、何らかの軽微の支障とも呼ぶべき変容を伴うことを意味します。

維持システムに対するエネルギーが補給されるに先立ち、あるいは同時並行的に、これらの全ての荒廃状況が解消されなければなりません。

またすでに指摘した通り、維持システムが極度の荒廃に陥っていけば、活動システム自体にも、何らかの独自の荒廃あるいは支障が生じると考えられます。しかしこれは維持システムの荒廃に関わって生じる、二次的な現象であるため、維持システムにおける一連の出来事として、この荒廃状況の中に入れて考察を進めます。

以上のように考察して来ると、維持システムが機能不全に至ることは、活動システムを通して、その生存意義である人間の活動を果たすことによって、同システムの作動エネルギーである内因性エネルギーを消尽させるだけではありません。

改めて言及すれば維持システム自体が、活動の放棄に至る、活動意識の消失と活動不可能状態への転落の原因となるだけの、ある種の極度の荒廃状況に陥ることを示します。

このことから全身を網羅して、全身を支配するシステム全体が全体として、つまり維持システムとしての全身が、その隅々まで荒廃すること。

それだけではなく、維持システムが活動システムに対してより根源的であり、何よりも生存そのものの維持に、直接関わるシステムであること。

そしてこの荒廃は、日内変動の範囲内の生理的な変動ではあっても、本来の生存の意識である人間の意識（活動意識）をも失うという、「過酷な生理的変動」とでも形容すべき、おそらくは高次元の微細な

レベルに及ぶ、修復に手間の掛かる、複雑かつ多大な変化をもたらすことが窺えます。

　維持システムは皮膚や筋肉における、違和感のような局所的表面的な知覚感覚から、活動意識までの広範をカバーするシステムです。おそらくその末端部分では、速やかに回復する部分的な荒廃も存在すると考えられます。しかしよりその中枢に進めば進むほど、短時間で修復されることが困難な、進行性の荒廃が存在します。

　このために生存にとっての、本来の生存様式を失ってまでも、その復旧に専念しなければなりません。その結果その生存様式が二つに大別されます。

　「人体の生理現象における二つの側面」の項で述べたように、維持システムがその生理的な役割を果たすとき、それ自身に一種の荒廃状況を産み出します。しかし心臓の心筋などのように、この荒廃状況が間髪を入れず、即座に回復されるわけではありません。全身における荒廃であり、生存様式に直接関わるシステムであるために、活動システムと相俟って、一日という時間経過の中で、この荒廃状況からの回復が行われます。

　このように考えてくると、内因性エネルギーが供給されれば、これに連動して、維持システムの作動が直ぐに再開されるわけではありません。

　それ以前の段階として、荒廃状況にある維持システム自身の回復が完了しなければなりません。

　そこで次に維持システムの荒廃状況の修復が、どのように行なわれるかを推察しなければなりません。

　まずこの修復改善のメカニズムの始まりを、睡眠意識と共に、新たに出現した唯一の要因である、内因性エネルギーに求める他はありま

せん。

　このことは内因性エネルギーが、維持システムを作動するエネルギーとしての性質だけではなく、もう一つの側面として、維持システムの荒廃を除去して修復する力をも有することを意味します。

　両システムは生存様式に関わる全身性のシステムですが、システム同士に依存関係即ち上下関係が存在することは、上位のシステムである維持システムが、全身にとってのより中枢であることを示します。そこで維持システムが機能するときは、それぞれの部分的な働きも除外できませんが、維持システム全体として、活動システム以下全身の維持に当たると考えられます。この場合の維持とは、健全性の維持に留まることなく、最も広汎な意味における維持であり、人体全体を人間として存在し機能すべく、一つのまとまりある統一体として維持していくことであり、このような全体を統御する働きに関わることが分かります。

　したがって荒廃した維持システムの作動が再開されるためには、その全体の荒廃状況が完全に解除されて、一つのシステムとしての全ての作動が可能となった段階に、まず到達することが求められます。その上に全体を十分に作動させるだけの、内因性エネルギーが補給されるという条件が必要となります。

　内因性エネルギーの補給が開始されても、単なるエネルギーの補給ではなく、修復を主体としながら、同時並行的に行われる補給です。
　修復は全体としての修復と部分的な修復が同時に進行していくと考えられます。全体から見れば内因性エネルギーの減少は、末梢から始まり中枢に到達すると考えられるため、修復はその逆方向に進行します。あるいはその供給源ないしその直近から始まります。何よりも活動意識の回復が先決です。意識を司る部分とは、維持システムにおけ

る中枢領域であり、また全身にとっての中枢領域でもあります。この中枢領域から修復が開始されます。

　このような考察から、内因性エネルギーの維持システム全体に対する供給様式を推測すれば、その供給が同システムの中枢領域より始まり、漸次末梢に向けて進行すると判断されます。

　人体に機能上の方向性を与えて、全身の運営に対する前提的な最大のシステムとは、二大生存様式を可能とする活動と維持の両システムです。両システムの内、活動システムが末梢に該当し、維持システムがその中枢の役目を果たします。さらに維持システム内部における、その中枢領域とは、そこから修復が始まるのであれば、内因性エネルギーの供給源に最も近いだけではなく、むしろ供給源そのものであるか、あるいはこれにそのまま直結することが理解できます。この内因性エネルギーの供給源とは、以前に指摘した生存システムに異なりません。

　荒廃した維持システム自体には、単独で自らを直接改善し回復する力がないため、エネルギーが供給された部分から、言葉を換えれば、エネルギーに接した部分から、少しずつ改善されていきます。このことからエネルギー自体が、維持システムの荒廃を修復し改善し、回復させる性質を有することが推測されます。

　先に内因性エネルギーの量的な減少と維持システム自体の荒廃が、相互に影響を与えつつ、荒廃が進展する可能性について述べました。

　このことは活動システムの作動に伴い、内因性エネルギーが消費され、減少することによって、維持システムの荒廃がさらに進展することです。即ち維持システム自体の荒廃の直接の一因が、内因性エネルギーの減少にあると考えられます。

　そこで内因性エネルギーが改めて補給されることによって、維持シ

ステムに生じた荒廃が改善され解消されます。このことは内因性エネルギー自体が、維持システムの荒廃を改善し解消する力を有することを示し、ここでこのような現象を"保全"と呼ぶことにします。

さらにこのような現象ないし能力が存在するとして、保全について若干考察するとすれば、内因性エネルギーの、次のような性質の可能性が浮上して来ます。

それは人体の生存の仕組み上、内因性エネルギーの存在が、生存の大前提であることから、その性質上、人体の全生存を保全する全責任を有する、一大要因であると考えられることです。

維持システムに限らず、これも含めて、全身に分布し、人体全体を保全する力を発揮すると考えられます。つまり人体を根源的に生存させるという点から、自らが作動する維持システムの機能とともに、人体の生存全体に対して、換言すれば生存する人体全体の生存に対して、責任を負う力です。その能力に限度を有するものの、生存する全期間つまり生存する限り、人体の生存を保全するだけではなく、最良の生存を求めて機能します。全生存、即ち生存健全活動のすべてを担保します。このようなエネルギーとしての性質以外の、何らかの生理上の能力を有することが推察されます。

ここでこの内因性エネルギーが有する、人体全体の生存に対する責任としての性質を、内因性エネルギーの"保全力"と称します。

この保全力は、まず今まで述べたように、維持システムにおける荒廃状況を、その中枢領域から始まって末梢までの全体を回復する力です。次に維持システムの機能と相俟って、活動システムの支障荒廃状況を修復します。さらに維持システムの機能と相俟って、その対象には、このような活動に関する人体状態のみならず、生存そのものを脅かす、全ての要因が含まれます。疲労を始めとして、日常的に発生す

る、各種の日内変動、特に損傷や異常に至る前の過剰な変動を含め、仕組み上の生理的変動の全てが、その対象となると考えられます。また自然界や人間社会などの生存環境から受ける、生存上免れることのできない、またほとんど気が付かれることのない、人体（心身）の様々の損傷や異常事態等が含まれて来ます。

つまり客観的に把握できるかどうかはともかくとして、生存し活動すること自体から受ける、大小様々な、日常的に遭遇しまた非日常的に偶発する、内外からの各種の侵襲が存在します。その意味でこの保全力の一つの側面として、何らかの治癒力やこれに類する機能が含まれて来ます。ただしこの保全力と、維持システムが発揮する健全性維持能力との相違や、両者の関係などについて、ここで論じることはできません。

いずれにしても内因性エネルギーが有する保全力によって、疲労の原因となる、荒廃した維持システムが修復されます。このように維持システムの再始動に当たっては、維持システム自体の回復が先決です。

維持システムが陥る、過酷な変動とも呼ぶべき疲労荒廃状況が、内因性エネルギー自体が有する保全力によって、日夜回復されなければなりません。その後に引き続き、活動システムを含めた、全身隅々までの修復が必要であるため、一日の三分の一に近い時間を要します。

睡眠中の内因性エネルギーの消費について考察すると、一つの可能性として、次のように展開することが概括されます。

まず改めて供給される内因性エネルギーは、維持システムの中枢領域から末梢に向かって、同システム自体の修復に消費されます。この間に維持システムの機能の再開に向けての、エネルギーが平行して補

給されますが、実質的にはその多くが修復に廻されます。つまり内因性エネルギーに接触した部分から、順次修復され、修復された部位までの、仮の補給が並行して進展していきます。仮のという意味は、修復が継続されるだけの補給という意味です。内因性エネルギーによって回復した維持システムは、引き続き内因性エネルギーによって保全されなければなりません。維持システム全体の回復が完了し、そこから全体に対して、さらにある一定以上のエネルギー量が確保された段階で、維持システムの作動が再開されます。内因性エネルギーの保全と、維持システムの機能の両者が相俟って、その末梢として存在する活動システム以下、人体全体の回復が進行します。

　睡眠中に供給される内因性エネルギーはこのように消費されて、翌日の活動に対する、人体全体の回復が完了します。

　その後にあるいは同時並行して、翌日の活動を可能とする、維持システムの作動エネルギーとして、内因性エネルギーが補給されます。またこの間並行しあるいはその後引き続き、活動システムを含め全身隅々まで人体全体を満たします。

　この内因性エネルギーの生存を確保する根源的な力と、もう一つの性質である全身を正常良好に維持する保全力と、さらに維持システムを通して発揮される、健全性を回復し維持する維持力の三者は、全身を通して生存を確保し、生存を維持する働きとして表現されるため、これらを一括し改めて、「内因性エネルギーの保全力」という言葉にまとめることにします。同時に「維持システム（生存維持システム）の機能」として総括します。両者は表裏一体の機能として、人体のあらゆる機能に先立ち、人体全体の保全維持、換言すれば生存の確保維持という、生存にとって、より限定的には特に生存の意義の遂行にとって、その前提となる機能を果たします。

これらを人体全体を健全に維持する、全身性機能として把握することが可能です。そしてこのような概念や実態が成立するのであれば、この全身性機能を、いわゆる"自然治癒力"の実質とみなすことが可能になります。

　以上を体内のエネルギー量を反映すると考えられる、体温の日内変動から、簡略に考察します。
　体温は二相性を描いて、日内変動します。覚醒中の変化は、主として活動に伴う変化です。活動エネルギーである飲食由来の外因性エネルギーによる変動です。活動の後半部分から睡眠中の時間帯は、主として内因性エネルギーの供給状態が反映されます。
　少なくとも明け方最低体温に至るまでの時間帯が、生存と人体自身の維持にとって、欠かすことのできない、自律的な体内環境の補修整備に従事する時間帯であると考えられます。
　おそらくその前半から後半にかけての、多くの時間が内因性エネルギーによる、維持システムの修復に消費され、後半のある部分が活動システム以下、全身の回復に使用される時間帯に該当します。それまでは内因性エネルギーの供給を受けても、その多くが同時並行して、修復に消費されるため、体温の維持や上昇に使われることがありません。むしろおそらく活動モードが睡眠モードに転じる時点で、維持システムの荒廃とは関わりなく、今まで使われることなく、未だ存在するエネルギーまでもが、修復に使用されると考えられます。いずれにせよ全身のメンテナンスが終了するまで、内因性エネルギーは供給されても、その大半が直ぐさま消費されて、全身におけるその総量が増加することは無く、むしろ大気温の変動や何らかの体内の様々な作用の影響の下に、体温が下降して行きます。
　全身の復旧作業が完了した時点から、供給された内因性エネルギー

が蓄積して行きます。そこで下降し続けていた体温が、今度は上昇に転じます。内因性エネルギーや体温も含めて、ある一定以上の活動に相応しい内部環境が整った段階で、活動可能状態に到達します。

なお体温の維持に関して言及すれば、飲食由来の外因性エネルギーに比べて、内因性エネルギーがより根源的に作用します。

体温の日内変動については、体温中枢などを基本において、全般から考慮しなければなりませんが、以上は体内のエネルギー量という側面から見た一考察です。

人体に作用するエネルギーの観点から見れば、人体という動的物質構造物は、飲食物に由来する外因性エネルギー、および人体の最奥部で生存システムを通して、睡眠中にのみ、自然界から直接自律的に供給される内因性エネルギーの、二種類のエネルギーによって作動され、その全機能を発揮し、その生存維持と活動を司ります。

両エネルギーを比較した場合、両者は人体におけるその存在様式や、作用様式を極めて異にします。外因性エネルギーに比すると、内因性エネルギーはより高次元のエネルギーであり、その意味で微細かつ繊細なエネルギーであることが窺えます。

睡眠システム（まとめ）

以上のような考察から、睡眠システムの機能を総合すれば、次のようにまとめることができます。

昏睡などの病的な人体状態を除いて、眠りから覚めないことは、基本的にそのまま死を意味します。

そこで眠ることによって、生存に直接関わるメカニズムが働くと考えられ、その上で疲労解消などの維持機能が働き、生存する本来の姿

である活動可能状態に導かれて、最終的に翌日の新たな生存が確定します。

　より詳細に言及すれば、睡眠システムの中核に生存システムが存在し、このシステムを通して、内因性エネルギーが自然界から直接供給されて、生存の確定作業が始まり、人体の生存が第一義的に図られます。続いて同エネルギーの働きによって、人体の内部環境を準備する維持システムが保全され、同エネルギーと同システムの働きによって、引き続き活動システム以下人体全体の機能が維持保全されます。睡眠中のこのような機能に基づき、翌朝には人体の本来の生存の姿が回復し維持され、その意義である活動が果たされます。

　ここで維持システムの維持能力について、その主従を比較すると、その能力の大小が明らかになります。
　昼間従システムとして作動する場合は、すでに活動可能状態にある、活動システムの活動機能をリードしながら支えるだけであり、最後にはその維持能力自体が枯渇します。このように限定された能力しか有しません。その理由を問えば、維持システムを作動する、内因性エネルギーの量に限度を有するからです。
　これに対して夜間主システムとして作用する場合は、活動不可能状態に陥って、機能を失った維持システム自体がまず回復して、再び活動可能状態にまで、改めて復活するまでの能力を発揮します。
　このように主従の両者を比べれば、夜間主システムとして作動する場合の、維持能力が圧倒的に強大です。その理由は睡眠中にのみ機能する生存システムによって、維持システムを作動する、固有のエネルギーである内因性エネルギーが必要十分だけ、供給されるからです。その延長として、翌日分の活動に対するエネルギーが、覚醒直前まで引き続き供給されます。

したがって睡眠システムの最大の特徴を、生存システムと、同システムが供給する内因性エネルギーに認めることが可能です。

生存システムと内因性エネルギーは、昼間活動中、その背後に潜んで表われることのない、維持システムの、さらにその最奥に位置して、人体に生存の根拠を与え、その基盤を形成します。

一般に生理機能上、より末梢の機能が主体的に作用する状況では、生存にとって根源的な働きであればあるほど、その背景に潜在する形で機能し続けます。その性質上、一時的にせよ、その機能が低下することはあっても、年齢的な要因など除けば、完全に断絶することはないと考えられます。ただ強弱のリズムをとる機能ないし機能系では、一見断絶するように受け取られることもあり、その代表的な例の一つが生存システムです。しかしこのような場合であっても、システム自体が開閉することはあっても、完全に消失するわけでは決してありません。

ここで睡眠意識の台頭によって始動する、睡眠システムの内容を要約すれば、生存システムと維持システムに大別されます。具体的には、次のような機能によって構成されます。

1. 生存システム
　　内因性エネルギーの供給による生存の確保
　　同エネルギーの保全力による、維持システム（生存システムを含む）の保全
　　同エネルギーによる維持システムの作動
　　内因性エネルギーの保全力と維持システムの機能による、活動システムも含めた、人体全体の維持保全

2．維持システム
　　　疲労解消機能
　　　維持機能あるいは健全性維持機能（前者を含む）
　　　定常機能（前二者を含む）

　睡眠中に働く機能を生存維持機能とし、睡眠システムを「生存維持システム」、あるいは端的に「生存システム」と呼ぶこともできます。これを一日二十四時間に敷衍し、概括すれば、維持システム（あるいは生存維持システム）となります。

§2・10　人体の基本システム（まとめ）

　完全な定常を確保することは、最も快適であり、最も安定した人体状態を獲得することです。
　周囲や外界との関係を考えなければ、おそらく身体上最も安定した状態にあると考えることができます。
　ところが生活も周囲も社会も自然も、日々絶えず変化します。したがって完全な定常はもちろん、そこそこの定常でさえも、毎日確保できるとは限りません。
　そこで次善の策として、せめて人体の生存の危機であり、非常事態である、外傷や疾病のない人体状態を確保することが目標となります。つまり健全性を再び確保して、活動を可能とする、健全性を維持することです。
　ところが外傷や疾病などの緊急事態が、一時的であり、一過性の状況であり、一晩の睡眠で解消できる程度であれば、問題にはなりません。しかし重症であったり、軽いように見えても、長引くような慢性

の疾患や病状であれば、一晩の熟睡では間に合いません。

　このような緊急事態を完全に解決することが無理であるならば、さらにその次善の策として、せめてもの、その日一日の疲労を解消することが、次の目標となります。

　何よりも翌日は翌日で、朝覚醒して活動モードを迎えるため、疾病や外傷の有無に関わらず、せめて本日発生した疲労位は、本日中に解消されなければなりません。

　しかしこの疲労荒廃状況を解消するだけでも、これに見合うだけの十分な睡眠、つまり熟睡が必要です。ところが今日のような多忙な文明社会であれば、暗黙の了解のように、睡眠を犠牲にしなければなりません。したがって多くの人は、日頃の睡眠不足が招く、慢性の疲労荒廃状況を抱えたまま、長い歳月を過ごすことになります。かりに長年の睡眠不足に気付き、熟睡を心掛けたとしても、基礎体力を失いかけた状態が十分に回復するためには、一晩や数日の熟睡だけでは到底不十分です。

　このように疲れとは、人体自身にとっての文字通り荒廃状況にあることです。日夜そこから十分に立ち直ることがなければ、いずれは単純に生存することすらも、覚束ない状況に至らないとは限りません。しかも心身は表裏一体です。このような荒廃状況が長く続けば、心にもいつ何時(なんどき)、本格的な疾病を招いたとしても、何らの不思議もありません。

　疲労や荒廃状況は目には見えませんが、日頃の体調不良や体力低下の大きな原因であることが明白です。やがて外傷や疾病などの、緊急事態を招く大きな誘因となり、時には直接の要因となります。疲労が蓄積して体力が低下すれば、当然気力も低下します。

　生存を脅かし生存の質を損なう、体力気力のさらなる低下を、どこかで防止しなければなりません。そこから翌日の快適な生存と活動を

求めて、体力気力の回復に一路邁進しなければなりません。
　人体の自然の仕組み上、これを可能にする、唯一のシステムが睡眠システムです。
　睡眠によってのみ、生存システムが再び始動して、内因性エネルギーが供給され、翌日という、新たな生存を迎えることができます。
　そこで日々の生存を確保し、生存を維持する睡眠システムを、その意味での唯一の生存システムと別称することができます。このことについては既に述べました。

　覚醒時活動中は内因性エネルギーの下に、外因性エネルギーの働きが大きく加わって、全ての生理機能が発揮されます。
　引いては活動の能率が、このエネルギー量に依存しながら発揮されます。このように内因性エネルギーの、量的な変動に直接依存して、人体状態が変動を繰り返します。
　内因性エネルギーの変動によって、活動と維持の二大システムの主従の交代を繰り返しながら、生存様式を規定し、生存を維持し、かつ人体の能力を発揮しながら、生存の意義を果たします。
　内因性エネルギーを念頭に置いて、人体の仕組みを考察すれば、内因性エネルギー及びその供給システム、即ち生存システムが、人体の仕組みの全ての源であることが改めて理解されます。
　生存の上に維持と定常が機能し、活動が成立します。

　ここで人体の基本システムをまとめておきます。
　人体の生存様式（生存の実態）から見た、基本システムは、次の二つです。

（1）昼間覚醒意識下の活動システム

（2）夜間無意識下の睡眠システム

生存から見た、より具体的な基本システムは、次の通りです。

1．人体の仕組みの根底に、内因性エネルギーを供給して生存を司る、生存システムが存在する。同システムは人体の生存ならびにこれに直結し根源となる、全ての機能を網羅する。

2．次に生存システムから内因性エネルギーの供給を受けて、維持システムが作動する。
　　維持システムは、活動にとって最良の人体状態（定常）を維持すること、つまり生存の本来の意義を果たすことを目標に作動する。その前提として、活動を阻害する要因のすべてを排除する能力を有する。その一環として、外傷や疾病等の非常事態や、日々の疲労荒廃状況を解消する健全性維持システムとして作用する。非常事態等が存在しなければ、平常は日々の疲労を解消する疲労解消システムとして作用する。
　　以上を含めて維持システムと呼ぶ。
　　また維持システムが内因性エネルギーの供給を受けることによってのみ、その作動が改めて再開される。また生存システムは維持システムの働きを通して、その意義を発揮することが可能になる。このように両システムは表裏一体の関係にある。そこで両者を一つにまとめて、広く生存維持システムとする。
　　あるいは活動という人体の生存の意義という観点から、人体状態をこの本来の姿に保持するという意味で、定常システムという用語にまとめることができる。つまり生存から定常をまとめて、活動を意義とする人体状態の、全てを整えるシステムとして広く

使用する。その意味で定常システムを生存維持システムとする。一般的にはこれを維持システムによって代表させ、維持システムと略称する。

3．維持システムは、夜間睡眠中、生存システムの再開を背景に、生存維持システムに転じることによって、主システムとして機能する。睡眠中の維持システムの能力は、生存システムとともに作動して、内因性エネルギーの補給を受けるため、その能力が必要十分に最大限発揮される。これに対して昼間覚醒中は、従システムとして機能する。この場合生存システムからの内因性エネルギーの補給が、朝の覚醒とともに終了するため、その能力に制限を有し、昼間の活動に伴って減少し、最終的に枯渇する。

4．睡眠システムは生存システムと維持システムから成立する。その本質は生存と定常にある。睡眠とは一日の終わりに陥った活動不可能状態を、再び活動が可能な状態に回復して、定常を図る、活動準備状態である。具体的には、生存および維持を図り、定常を再確保する機能である。定常状態とは、最も良好な活動可能状態を指す。

5．定常を確保して、活動可能な人体状態を獲得する、これらの一連のサポートシステムの上に、人体の生存の本来の意義を果たす、活動システムが存在する。

これらを合わせて、次の三つにまとめます。
（1）活動システム
（2）維持システム

(3) 生存システム

最後の両者を一つとし、生存様式に沿って、次の二つに、大きくまとめることができます。
(1) 活動システム
(2) 維持システム（あるいは生存維持システム、あるいは定常システム）

維持システムとは、人体がその全身を以って、活動にとってベストの状態を確保すべく、まず活動を妨げる内外の、全ての要因を払拭する方向性の下に作動します。
このような維持機能を、定常機能あるいは定常という、全身性の総合的な生理機能として受け止めることができます。そこで全身を以って、活動を阻害する一切の要素を除外することから、これを換言すれば、自然治癒力あるいは自然良能と呼ぶことが可能です。
自然治癒力とは、維持システムの別名であり、また人体の生存と全体に対する責任を負う、内因性エネルギーそのものの働きでもあります。

内因性エネルギーは、飲食物に由来する外因性のエネルギーとは異なり、個体にとって固有の、基礎となる体力の根源です。
一般的に生命力と呼ばれる体力に相当します。
内因性エネルギーが存在するならば、人体という物質存在における現象であり、物質ないしその延長上における、具体的な明らかな存在です。
また内因性エネルギーを含めて、生存システムの能力には、個人差があると考えられ、体力に個人差を与える、大きな要因となります。

例えば同じ百グラムのステーキを食べたとしても、その消化吸収能力や活用能力に、個人差が生じると考えられます。その大きな原因の一つとして、内因性エネルギーの大きさや、生存システムの能力などを挙げることができます。

また内因性エネルギーが生存を直接司ることから、妊娠、出産などにも直接的に関わります。この他に新生児や子供の睡眠時間は長く、この間に内因性エネルギーが十二分に働き、発達や成長に深く関わると推測されます。老化や寿命を規定する要因の一つです。文字通り、生と死を司る機能です。また睡眠との関連から、昏睡などの無意識下の状態、また養生や闘病等の状況で、大きく人体状態に関わります。

さらに生存システム自体について考察を深めれば、内因性エネルギーの供給のみならず、生存の根源ないし中枢として、生存そのものを司る、直接的かつ包括的な機能の全てを行使します。

内因性エネルギーそのものは、自然界から供給され、自律的に体内に吸収されると考える他に方法がありません。

したがって個体としての人体にとっては、その内部で後天的に生成されることのない、先天的な要素です。

人体における最大の先天的要因を挙げるとすれば、父の精子と母の卵子が合体して、個体の始まりである、受精卵が誕生することです。この時点で内因性エネルギー及び生存システムが、受精卵と共に、両親から賦与されると受け止めざるを得ません。

この内因性エネルギーが存在するとすれば、生体を構成する最も重要な構成要素であり、人体の生存にとって、先天的に直接的に関わる要因です。また父母から受け継ぐことは、受精卵とともに、代々これを遡れば、自然界における生命の淵源に、その源を発すると解釈できます。

そして伝統的に命と称されて来た、生存の源に該当すると受け止めることが可能です。

§2・11　自然な仕組みと人体の基本的な構造との関係

ここではここまで論じて来た、人体における自然存在としての仕組みと、すでに明らかにされている物質存在としての構造機能の、両者の関係の大略を論じ、人体の基本となる具体的な仕組みについて、以下に検討します。

<u>三大基本システム</u>

人体を自然存在という立場から考察すると、先ず何はともあれ、生存という前提の上に、その全てが成立します。

したがって自然としてのその仕組みの大前提、換言すれば、人体の仕組みの根源として、その最奥部に中枢としての生存システムが存在します。そしてその連続として、その中枢の情報を直接全身に伝達しつつ、その末梢組織を作動する維持システムがあります。さらにその先に最終的な役割を担う形で、外界と交渉しながら、生存の意義を完遂する活動システムが存在します。生存、活動の両システムの中間に位置する維持システムは、両者を結ぶルートでもあるため、中枢から末梢に向かうだけではなく、末梢から中枢に向かう役割も担います。このような形で全身が統一され、人体という、いわゆる有機体として存在します。

これを換言すれば、この三者の関係は、対内的には生存システムが

維持システムを支配し、維持システムは活動システムを支配して、人体自身の維持と人体内部の統一性が図られます。同時に対外的なシステムとして、末梢である活動システムの情報等が、維持システムを介してフィードバックされる形で、中枢の機能に反映されながら、人体全体をもって、その生存環境における、人間の活動が果たされます。

　基本的に生存システムが全てを支配しており、生存および生存の質である人体状態を確保しながら、外界からの情報の下に、生存の意義が果たされます。

　生存様式に合わせれば、上記の三大基本システムは、生存の意義を行使する活動システムと、活動を支える活動以外のシステムが維持システムに集約され、活動、維持の二大システムに総括されます。生存システムは維持システムの中枢、即ち人体全体の中枢を形成する形で、同システムに含まれます。

　物質構造物としての人体を作動するエネルギーは、生存様式の活動、維持のそれぞれに対応して、二種類のエネルギーが存在します。

　第一エネルギーとしての先天的なエネルギーである内因性エネルギー、および飲食物から後天的に獲得される、外因性エネルギーの二種類のエネルギーです。

　生存システムが内因性エネルギーを供給し、維持システムが基本的に内因性エネルギーによって作動し、活動システムは基本的に外因性エネルギーによって作動します。

　内因性エネルギーは全身に共通するエネルギーでもあります。

<u>三大基本構成要素</u>

　人体を外観上、機能という観点から、二つに大別すれば、主として

活動を行なう前面（前面上方）、そして活動を支える後面（後面下方）の両者に二分することが可能です。

この二大区分から、全体を統括すると考えられ、位置的にも独立した印象を与える頭部を、別に扱えば、三者に区分されます。

① 前面
② 後面

① 前面
② 後面
③ 頭部

次に人体の実際の構成を解剖上概観すれば、次の三つの部分に大別されます。

① 皮膚筋肉骨格系
② 内臓諸器官系
③ 脳脊髄神経系

まず全体を覆い、その形態を決定し、全体を支え動かし、かつ内部を保護する皮膚筋肉骨格系があります。その表面は基本的に皮膚によって覆われ、その付属器官として、感覚器官、摂取・排泄器官などを伴います。これらは脳脊髄神経系からの指令を受けつつ、それぞれの感覚機能ならびに運動機能によって、中枢と末梢を伝達し合い、その機能を行使します。

次に皮膚筋肉骨格系の内側に保護され支えられて、独自の空間に独立的に存在する器官系が、二種類存在します。その一つ目は胸腹部の

内側に存在する内臓諸器官系です。内臓諸器官系には主要な五臓六腑を始め、大小様々の各種の組織や臓器が存在します。

　また二つ目はこれとは別に、頭蓋骨ならびにこれに続く脊椎骨の中に、脳脊髄が存在し、そこから各種の神経が全身に分布します。(皮膚の付属器官の内、特に感覚器官は脳脊髄神経系の延長として、把握することが可能です。)

　人体の構成を大きく把握すれば、以上の皮膚筋肉骨格系、内臓諸器官系、脳脊髄神経系の三大構成要素から成立します。これを別の角度から見れば、人体内部の主要な空洞に存在する、内臓諸器官系、脳脊髄神経系を除いた、それ以外の全ての組織を皮膚筋肉骨格系として扱います。

両者の関係

　次に以上の外観上の二ないし三大区分、ならびに解剖上の三大基本構成要素が、自然としての仕組みの根幹である、二大ならびに三大基本システムと、具体的にどのような関係にあるかを考察します。

　その直接的な手掛かりが疲労にあります。

　人体の仕組みは、生存の意義を果たす活動が、活動そのものを妨げる疲労を産生しながら、活動を遂行する仕組みにあります。この疲労は活動を妨害するだけではなく、引いては生存の質を劣化して、生存そのものを脅かす一大要因となります。

　したがって人体の仕組みの基本を大きく把握すれば、その生存意義である活動を行使する仕組みと、活動が産み出す疲労を始めとする、様々な阻害要因を除去する、二つの仕組みによって成立します。また人体状態はこの二大要素のバランスの上に成立します。そしてその根底に生存そのものを継続する仕組みが存在します。

疲労についてまとめれば、活動システムの産み出す疲労によって表現される、様々な現象の最初から最後までを、疲労が織り成す一連の出来事として把握することが可能です。

　疲労に関するこの一連の出来事とは、活動に従事する期間、経時的に進行する、一つの定まった生理現象です。したがってこのような現象の背後には、その実態として、特定の組織あるいは臓器における、生理上の変動としての、実質的な疲労荒廃状況が存在します。疲労、疲労感、これらに伴う各種の現象は、疲労の実態である、この疲労荒廃状況に付随する現象として捉えることが可能です。

　疲労は活動システムの機能を阻害しますが、活動システム自体は、維持システムによって保護されており、かつそのエネルギーも少なくとも活動中は確保されます。そこで疲労という現象が、活動システムに生じる直接的な現象ではなく、したがって活動システムを先導し支配する、維持システムの機能低下にあることが判明します。即ち疲労荒廃状況とは、維持システムの機能上の劣化に他ならず、維持システムの荒廃が疲労の直接の原因です。

　疲労は全身あるいは全身の処々の末端部分、あるいは表面近辺等における、疲労感や凝り等を始めとする違和感覚から、活動の主体である自我意識の喪失に向かって進行し、最終的に活動意識を失って睡眠に陥り、活動可能状態から活動不可能状態に転落する、一連の生理現象です。

　最後に来たす現象とは、疲労困憊のため、活動意識が朦朧となって消失し、活動意識から睡眠意識への意識状態の変化です。この意識という機能は、脳だけが司る、中枢性の機能です。

　この事実から疲労という生理的な現象が、元々脳脊髄神経系における現象であることが理解されます。つまり疲労とは脳脊髄神経系において、その抹消から始まり、中枢に向って進む、進行性の連続的な出

来事であり、意識の交代を以て完了する、一連の生理上の変動であることが理解されます。

　そこで維持システムとは脳脊髄神経系に他なりません。

　また生存様式に対応する二大システムの観点から見れば、維持システムの最奥部に存在する、生存システムとは脳のことであることが判明します。

　生存システムは内因性エネルギーの供給だけに留まることなく、より広く考察すれば物質構造物としての、人体の根源であり始まりであり、その構造と機能の根源であり始まりであり、かつその後の全体における中枢としての機能を行使します。したがって人体の全てならびにその根源が、生存システムに集約され凝縮されて存在し、その後の人体の全てを統合し司ります。これをより具体的に指摘すれば、受精直後の生存システムとは受精卵そのものであり、成長した人体においては、脳とその機能そのもの（ならびに広くはこれに直接関わる中性機能の全て）であることが分かります。

　以上のように把握すると、疲労の本質が、脳脊髄神経系の機能低下、ならびにその結果陥る、一種の機能不全を中核とする、全身性の荒廃状況にあることが明らかになります。

　維持システムである脳脊髄神経系の最奥部に存在する、生存システム即ち脳において、内因性エネルギーが供給を受け、維持システムへと流れます。したがって脳脊髄神経系（維持システム）は、その主たるエネルギーである内因性エネルギーによって直接作動されます。同時に内因性エネルギーは、何らかの形で脳に直接続く脊髄神経系を介して、全身に供給され全身に関与します。

　生存の意義を遂行することによって、人体状態の生理的な変動としての荒廃化が、夜半には生存システムである脳に到達し、活動意識が

埋没し、これに代わって睡眠意識が台頭することによって、生存中枢である、生存システムにおける内因性エネルギーの供給が再開されます。

　人体の根源である生存システムの中核が、脳の最奥部に、生物としての生存と人間の機能の、両者の根源が直結し合う、おそらく意識中枢等と表裏一体となり、あるいは何らかの形で直結し合い、連携しながら存在します。

　ここで生存様式に該当するシステムは、活動システムと維持システムの、二大システムです。
　そして維持システムから、その最奥部に存在する生存システムを、特に取り上げて独立的に扱えば、人体全体がこの三大システムから成立します。
　そこで生存システムを強く念頭に置けば、より厳密には脳が生存システムであり、それ以降の脊髄神経系が維持システムであることが理解されます。
　生存システムである脳が、人体全体としての、生存の根源であり中枢です。その構造が、脳に直結する脊髄神経系によって、その機能と情報が全身に伝達されるとともに、末端を含めた全身の情報が中枢に届けられます。このことは生存システムに直結する維持システムが、生存システムの中枢の役割を代行する形で、その伝達路として、健全性に止まることなく、これらも含めて、広く全身の全ての維持（統御等も含めて）という立場で機能することが把握されます。
　維持システムである脊髄神経系だけが単独で存在しても、その意義がないため、実際には脳脊髄神経系全体を指します。さらにその中枢を改めて取り上げれば、その最奥部を占める脳を、全体の生存に直接関わる生存システムとして、独立的に扱うことができます。

以上のように生存システムと維持システム、両者をまとめた維持システム（あるいは生存維持システム）が脳脊髄神経系として、全身の中枢を形成し、その末梢に活動システムが存在します。
　脳脊髄神経系は活動システムに対して、構造上直結することはなく、その意味で構造上の直接的な連続性を有しません。
　しかしその神経終末に置いて、神経伝達物質等によって、末梢組織に機能上直接連絡します。このように中枢組織である脳脊髄神経系は、その末梢組織に対して、構造上独立するとともに、機能上は直接支配します。

　この中枢に支配される形で、末梢としての活動システムが存在します。
　活動システムを具体的に言えば、解剖上基本的な構成を成立させる、三大基本構成要素の内、脳脊髄神経系の末梢に位置する、皮膚筋肉骨格系ならびに内臓諸器官系を指します。皮膚筋肉骨格系には、その付属器官として体表に存在する五官感覚器官や摂取排泄器官等が含まれます。
　皮膚筋肉骨格系は外界に接して、人体全体を保護するとともに、中枢の支配下に、その形態を定め、その運動機能、感覚機能等を行使しながら、摂取器官や排泄器官によって外界と交渉しつつ、活動機能の直接的な主体として機能します。皮膚筋肉骨格系の内、皮膚が基本的に人体全体の表面を形成するため、形態上、直接外界と連絡する感覚器官、摂取排泄器官等が全て、皮膚筋肉骨格系の一部を形成します。
　内臓諸器官系は外界に接する皮膚筋肉骨格系を通して、自然界との物質交換を行ない、その生理機能を行使します。より具体的には外界から体内に摂取される、飲食物、空気などを原材料として、活動に必要な物質素材と外因性エネルギーを獲得し、そこから生じる不要物質

等を、外界に接する皮膚筋肉骨格系を通して体外に排泄します。またこれらの体外に由来する物質素材とエネルギーは、活動に使用され、また活動とは関わりなく、四六時中人体自身の物質的な維持にも使用されます。

　以上をまとめれば、三大基本システムである生存システムは脳に、維持システムは脊髄神経系に、そして活動システムは皮膚筋肉骨格系ならびに内臓諸器官系に該当します。
　脳と脊髄神経系は構造上直結しており、一連の構造と機能を有するため、別々に分離して扱うことが実質上不可能であり、脳脊髄神経系として一括すれば、脳脊髄神経系は生存維持システムとなります。
　生存様式に合わせて二大システムとすれば、生存システムは維持システムに含まれて、維持システムとして表現されます。つまり維持システムの本質とは生存維持システムです。
　生存様式に表われる、表面的な基本システムは二大システムですが、活動は維持によって支えられ、維持は生存によって支えられ、全ては生存が大前提となって成立することが理解できます。
　エネルギーの点から見れば、生存システムと維持システム、つまり脳脊髄神経系を作動する、主たるエネルギーは内因性エネルギーであり、活動システムである皮膚筋肉骨格系ならびに内臓諸器官系を作動する主たるエネルギーは、飲食物に由来する外因性エネルギーです。（ただし内臓諸器官系の内、排泄、生殖等に携わる器官を除きます。）

　ここで人体の外観上の自然な姿を見れば、その前面で活動し、後面で全体を支えるという、前後における役割分担が明らかです。
　つまり人体を大きく二分すれば、前後に大別することが可能です。
　この前後における機能分担を加味して、人体の自然な仕組みの基本

についてまとめます。

　前面で活動を行なうことは、活動に関わる諸器官諸機能が前面の内外に集中し、これに対して活動以外の活動を支える支持や維持に関わる、諸器官諸機能が後面の内外に集中することを示唆します。

　このような観察から人体の構成を要約すると、人体は前後に二分され、前面は活動グループ、後面が維持グループに大別されます。前面を活動システム、後面を活動システム以外の要素である、維持システムが司ります。

　維持システムの中から、生存システムを独立させれば、生存システムである脳、維持システムである脊髄神経系、活動システムである皮膚筋肉骨格系ならびに内臓諸器官系の三つに大別できます。

　この内部の構成を念頭において、自然としての人体の仕組みの大要を考えると、次のようになります。

　生存システムの実態とは、頭部に存在する脳のことです。

　人体としての生存の根源を司り、人体全体に対して、その中枢機能を担います。

　これに続く維持システムとは脊髄神経系のことです。脊髄神経系は後頚部で脳に直結して下降し、腰背部（後面下方）を中心に分布します。維持システムである脊髄神経系は、脳の機能を伝達する形で、背中を中心に、全体を統合し維持し支持する機能が集中的に存在します。

　これに対して顔面も含めて胸腹部（前面上部）には、全身を使って活動する、活動システムの機能が集中的に存在します。

　活動システムを具体的に言えば、中枢である脳脊髄神経系に対して、その末梢に当たり、脊髄神経系に支配される皮膚筋肉骨格系と、自律神経系に支配される内臓諸器官系にほぼ相当します。また中枢で

ある脳脊髄神経系は、顔面で末梢である活動システムに近接し、特に脳神経系を介し感覚器官の働きを通して、直接的に活動を支配します。

以上人体の構造上の三大要素を中心に、改めてまとめます。

「人体の中枢が脳脊髄神経系であり、維持（生存維持）システムとして、全身を維持し統括する。

この中枢の作用によって人体自身の生存と健全性が維持され、特に夜間の睡眠中に集中的に機能して、翌日の生存と活動を可能にする。

その末梢が皮膚筋肉骨格系と内臓諸器官系であり、この両者によって活動システムを形成する。

この両者は中枢によって維持され点検整備された人体自身を、朝覚醒後から夜寝るまでの昼間、人間としての主体性の下、活動に供する。その全身を行使することによって、活動を通して、生存環境である外界との折衝を行なう。人体における折衝の直接的な場が、五官の感覚器官や摂取排泄器官などをその付属器官として擁する皮膚筋肉骨格系である。さらに活動の一環として、特に飲食という摂取行為に基づく、外界由来の物質を体内で利用して、人体自身を物質的に維持し、かつ活動エネルギーを獲得して活動を思うまま行ない、最後に不要物などを体外に排出する。この外界との物質交換の仕組みが内臓諸器官系である。

以上の構図は脳脊髄神経系の構成とその支配系統が示す通りである。人体はこのような中枢と末梢という二面性あるいは二階層性の仕組みによって生存維持され、かつ人間の活動を行なう。」

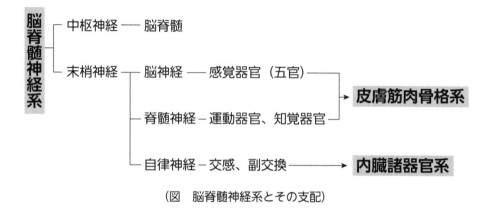

（図　脳脊髄神経系とその支配）

§2・12　生存のメカニズム

睡眠システムにおける生存のメカニズム

　日々の生存のメカニズムについて、その経過をまとめます。
　入眠時陥った活動不可能状態が睡眠モードを通して、活動可能状態に転じ、翌日新たな生存が獲得されるためには、次のような段階を経ることが推察されます。

1. 活動モード（活動可能状態）が終了し、生存システムにおける意識の切り替えが行なわれ、活動意識に代わって、睡眠意識が台頭し睡眠モード（活動不可能状態）に移行する。

2. 睡眠意識の台頭を契機として、生存システムにおける内因性エネルギーの供給が再開され、活動不可能状態が活動準備状態に転じて、翌日という新たな生存を獲得する端緒が開かれる。ここか

ら翌日の生存に向けて、生存の確定作業が始まる。

3．内因性エネルギーの供給により、まず維持システム即ち脳脊髄神経系の疲労荒廃状況の保全回復が始まる。

4．維持システムは、部分的な修復も並行して行なわれるが、同時に全体として疲労の進展とは逆方向に、徐々に保全されて回復していく。基本的には脳脊髄神経系全体の中枢である活動意識の回復から、末梢に向かって保全が進行して行く。

5．脳脊髄神経系が保全され、その疲労荒廃状況が消失して、維持システム全体が回復する。

6．維持システムを作動する内因性エネルギーの実質的な蓄積が開始される。

7．ある一定以上の内因性エネルギーが蓄積した時点から、維持システムの作動が再開されて、維持機能が復活する。

8．相前後して、内因性エネルギーが維持システムを通して、全身に分布する。

9．この間活動システムも含めて全身における、疲労以外の健全性を欠く要因も、維持システムの維持機能および内因性エネルギーの保全力によって除去されて、全身の健全性が確保される。

10．これらに並行して維持システム全体に対する、内因性エネル

ギーの蓄積が増大して行く。

11. 翌日分の活動を可能とする、内因性エネルギーが蓄積し、活動システムの作動が可能に達した段階で、活動準備状態即ち活動不可能状態が完了する。

12. 同時に睡眠意識が消退して睡眠モードが終了し、内因性エネルギーの供給も終了する。新たな生存の準備が完了する。

13. 活動意識が出現し、開眼覚醒し、活動モードに移行して、新たな生存が確定する。

　このように活動可能状態に到達し、翌朝覚醒することによってのみ、基本的に翌日の新たなる正規の生存が確定し確認される。ただし実際には熟睡の有無や睡眠の質や量とは、必ずしも関係がない。要は眼を覚まして翌日を迎え、新たな活動が開始されれば、再び寝込まない限り、その時点で翌日の生存が確定する。

二つの生存様式

　人体の仕組み上、人体の生存様式を活動と睡眠とし、これらを直接司るメカニズムが、活動システム、維持システムの二大基本システムであり、後者の奥に生存システムが存在して、内因性エネルギーが自然界から供給され、人体の全てが成立します。

　逆に人体は自然界に起因する、内因性エネルギーを根源として成立し、このエネルギーの供給を司る生存システムがまず存在し、そこに直結して人体全体を維持する維持システムがあり、これらを前提として生存の意義を果たす活動システムが機能して、人体が人間の全てを

表現します。

　誰にでも納得のいく、人体自身が示すその変化から、人体には少なくとも、次の二つの生存形式を有します。

　（1）一日の生存（経日的な仕組み）
　（2）一生の生存（経年的な仕組み）

　これまでは一日を単位として、日々繰り返される、日内変動としての生存の実態について考察して来ました。
　ところがこれだけで、人体に生じる現象の全てを語ることは不可能です。
　少なくとももう一つ別の生存の実態が存在するからです。
　それが後者の一生を通して表現される、人体の変化です。
　受精、生誕、発達成長、老化そして死に至る、一生という単位での、生存の実態を表現します。これは人体自身に表れる年齢的な変化として、その概観から、明らかに判断される、もう一つの生存の実態であり、生存の形式です。
　ところで日内変動から見れば、人体の生存は内因性エネルギーの保全力が、生存とその実態を実現しかつ規定します。そこでこの年齢に伴う変化を、これまで述べて来た自然としての人体の仕組みから考えると、生存システムにおける内因性エネルギーの供給の状況ないし様式が、経年的に変化するからではないか。あるいはその量的な変動や供給様式などを含めて、厳密には日々微妙に異なり、年齢とともに、一生を通して表現される生理的な変動として、変化して行くからではないかと考えられて来ます。

これに関連して言えば、おそらく人体自身が誕生し発達し成長し、成人の体に完成し、その後年齢とともに体力が低下して、老齢化し、やがて死を迎えるという、後者を語る、人体自身における年齢的な変化を司る仕組みが存在します。

　活動と睡眠という二大生存様式は、活動システムと維持システムの交代によって決定されます。ところが両システムの交代を司る機能、即ち活動意識と睡眠意識の切り替えは、両システム自体には存在しないため、これを行使する、より上位に位置するシステムが存在します。

　つまり内因性エネルギーを供給しながら、日内変動にも対応しつつ、さらにその奥底でより高位にあって、日内変動を越えて、一生の生存を継続する仕組みが存在します。

　それが活動と維持の両者の根底で、より広範囲の働きを示すと考えられる生存システムです。この生存システムは、内因性エネルギーの供給という観点から、睡眠中にのみ作動して、全身の奥底に存在する根源的なシステムです。この生存システムが働くことによって、同じ維持システムであっても、夜間睡眠中は、生存そのものを確保するという、昼間の能力を越えた働きを表します。

　生存システムは、一日一日の内因性エネルギーの供給に留まることなく、おそらくこのような仕組みを介してあるいはこのような仕組みを包含しつつ、より高次元の仕組みによって、一生にわたる生存の全てを統括します。年齢上の変化が、内因性エネルギーの供給以外の調節システムによっても行われるとすれば、あるいは日内変動を越える現象であるため、これらが睡眠あるいは深い意識との直接的な関連を有するかどうかは不明です。むしろこのような根源的な仕組みは、その程度を問わなければ、人体の生存の根底にあって、昼夜分かたず機能します。ただ幼児期の成長を考慮すれば、睡眠あるいは深い意識との関連を除外できません。

いずれにしても、そこには生存に関わる、あらゆるメカニズムが蔵されます。

　人体の辿る一生の変化を簡単に眺めるだけで、受精して個体が始まること、受精後新生児から、その後の成人体へ発達し成長すること、成人後も日々を生存すること、その後年齢とともに若さと体力が低下して、老齢化していくこと。そしてその存在自体が有限であり、最終的に死に至ること。
　これらは人体にとって、ある根源的な仕組みの、多面的な表現であると考えられます。
　新生児、幼年期、思春期と発達して、人体自身が変化して行きます。特に新生児は含水量が多く、体温も高い。人体が成人体に向かい、若い時は疲れにくく、回復力が大きい。人体自身が若さに輝き、元気に満ち溢れています。
　しかしやがて経年的に変化して、人体自身における生存の質が低下し、老年期にはいずれも減少していきます。最後には有限な存在としての生存を完了します。
　その全期間を通して、人体自身がその時々の最良状態あるいはこれに近く、日々維持されることに違いはありませんが、このように成人して以降、活力の源泉であり、人体全体を保全する力が減弱していきます。

　人体は内因性エネルギーの働きである、人体自身を保全する保全力によって、その生存が成立します。
　保全力とは本来の姿をもって生存する力です。その一部は維持システムの働きを通して発現し、また内因性エネルギー自体の持つ保全力として、人体を保全します。また若さとして表現され、また自然治癒

力として働き、また有限としての存在を規定します。一般に生命力とされて来た、諸現象の根源です。

　人体における人生とは、その根源を司る、生存システムにおける高次元の調節であり、内因性エネルギーの保全力の変動であり、全ては生存の仕組みの表れです。

　ここで人体状態という用語について言及しておきます。
　ここまで日内変動における、人体の生理上の状態としての良し悪し（生存の質）を人体状態として来ました。これは人体内部で日内変動する、いわば内部環境の良否を評価する用語です。昼夜によって異なる部分もありますが、翌朝は回復することもあり、病的な状況を除けば、これらが人体の外部表面に強く反映され、急激に変化することはありません。
　これに対して人体自身が保全力によって、経年的に変化する、人体自身の内外に表現される状態。例えば顔貌、皮膚、姿勢、歩く速さなど、年齢とともに外面にまで、明らかに表れて変化する場合も、もう一つの生存の質の表れであり、これをもう一つの人体状態とします。
　前者が経日的に表現される人体状態であり、後者が経年的年齢的に表現される人体状態です。

内因性エネルギーの要約

　内因性エネルギーの特徴ならびに性質を、次に要約します。

1．内因性エネルギーとは、飲食から後天的に獲得されるエネルギーに先立ち、生物としての人体の生存を根源的に確保する、生得的なエネルギー即ち先天的なエネルギーである。また物質構造

物としての人体を、根源的に作動する第一エネルギーである。
　内因性エネルギーは人体の生存を可能とする、唯一の手段である。
　その意味でその供給を司る生存システムとともに、生存を第一義的に司る。

2．このようなエネルギーは、個体が発生する以前から存在し、受精卵が成立し、個体としての人体が誕生する時点で、受精卵とともに、両親から先天的に賦与される。これを先祖代々遡れば、本来は自然界に淵源を有する、自然エネルギーである。
　内因性エネルギーは、生体としての人体における、最も重要な構成要素の一つである。
　以上を総合すれば、内因性エネルギーは、古来伝承されて来た、「命」の概念に該当する。

3．内因性エネルギーはその供給システムである、仕組み上の生存の根源である生存システム即ち脳を通して、睡眠中にのみ体外の自然界から、自律的に摂取されて、体内に供給される。睡眠意識が出現する入眠時以降、翌朝覚醒時まで供給が持続する。したがって翌朝覚醒時に、その供給が終了する。
　一日の量的な変動で言えば、一日の内入眠時に最低となり、睡眠時に増大して、翌朝覚醒時に最大となる。起床後活動とともに消費され、夜間に向けて漸減していく。朝覚醒時の人体には、人体内部の全てにこの内因性エネルギーが必要かつ十分に存在する。内因性エネルギーとは、生存エネルギーであり、維持エネルギーである。飲食から獲得される外因性エネルギーとは異なり、全身に共通するエネルギーであり、必要に応じて活動エネルギー

としても作用する。(ただし活動システムを作動する、主たるエネルギーは、飲食に由来する外因性エネルギーである。)

4．生存システムとは全身の中枢であり、頭頂部に存在する脳のことである。脳に直結する脊髄神経系は生存システムに続く維持システムとなり、両システムはともに、主として内因性エネルギーによって作動し、かつ保全される。両者をまとめた脳脊髄神経系を生存維持システムと呼ぶが、両者は一体であり、生存様式に従って、一般に維持システムと呼ぶ。

5．また内因性エネルギーは、先天的なエネルギーとして作用するだけではなく、もう一つの性質として、それ自身に人体の全ての組織に対して、これを正常かつ良好に保全する働きを有する。内因性エネルギーは生存を司る根源であるため、その性質上、人体全体の生存に対して責任を負う、保全力として作用する。保全力の特徴を一言にまとめれば、生存の質を高めることにある。
　　脳脊髄神経系を通して、全身隅々にまで浸透し、その全てを保全する。維持システムの維持機能と相俟って、人体状態を定常ないし良好に導き、その生存維持を司る。

6．内因性エネルギーは、このエネルギーと保全力の両性質をもって、基礎体力となり、いわゆる生命力として発揮され、若さと表れ、自然治癒力として作用し、また本能の源となる。

7．人体の生存の根源にあって、生存そのものを司るだけではなく、一日ならびに一生における、生存の意義を果たす人体状態即ち生存の質を決定する。

一日においては生存様式を規定して、昼夜の変化に伴う日内変動を促す。
　　また個体の成立としての、妊娠、出産、そして受精、生誕、発達、成長、若さ、老齢、死に関わり、一生における変動を司る。

8．内因性エネルギーは、飲食由来の外因性エネルギーとともに、人体を作動するエネルギーであるが、両者は、質、量ともに、全く異なる性質を有するエネルギーであると考えられる。

<u>生存に関する考察</u>

　最後に人体の生存に関する、ささやかな考察を試みることにします。

　人体は物質の集合体であり、物質によってその構造が成立しており、その意味で人体とは物質世界に存在する物質存在です。他方人体は自然界に生存する自然の一つであり、その意味で自然存在です。自然界とは直接的には地球であり、広くは宇宙全体を指します。

　このように生存する人体には、少なくともこの二つの側面があります。

　ここで物質によって成立する物質世界は、自然界の一部を構成します。

　物質存在である私達が、この人体自身を以って直接認識できる世界は、物質存在によって成立する物質世界だけです。より厳密に肉眼視を始めとする五官感覚に限れば、物質世界のさらにその一部です。それ以外の微視的な物質世界や、その背景を為す自然界を直接認識することはできません。

　ここでは肉眼的にはともかくとして、物質によって成立する世界を

物質世界と呼ぶことにします。そしてこれを、私達人間が直接存在する実際の世界とします。

現在では物質の源となる、一般に素粒子と呼ばれる物質以前の存在（あるいは世界ないし次元）が知られています。この点から自然界には、少なくとも物質以前の世界（物質以前世界、非物質世界）と物質世界の、二つの世界（次元）が存在します。これをより現代的に表現すればエネルギーの世界と質量の世界です。東洋的に換言すれば、非物質世界とは陽の気の世界であり、先天の世界です。これに対して私達が直接生存し生活する世界は物質世界であり、東洋的な表現を採れば、陰の気の世界であり、後天の世界です。

このように私達が普段存在し、認識する物質世界の背後には、その母体であり、その源としての、より広大な自然界が存在します。自然界とは太極から表れた宇宙であり、この現実世界です。その一部が私達が直接存在する物質世界あるいは実際の世界です。

そこで物質存在としての人体の生存の成立に関して、自然存在という角度から、この二つの世界との関連性を踏まえながら、簡潔な考察を試みます。

人体は物質によって成立する物質存在ですが、元々自然存在であるため、物質世界の母体となる自然界の原理原則に従って、つまり自然の仕組みの下に、現実世界の中の物質世界に物質存在として出現し、人体という形態を有することによって、その全経過を辿ります。物質存在ですから、物質世界における直接的間接的な影響下に存在しつつも、本質的にはその始まりから終わりまで、自然界の法則の下、自然存在としての経過を辿ります。

ここでは物質存在である人体が、自然界の仕組みの中で、その存在がどのように始まり、完成された人体にどのように成立していくかを

中心に、その生存の過程を推論します。

　なお人体の基本的な構造は、これまでに述べた通り、脳脊髄神経系、内臓諸器官系、皮膚筋肉骨格系の三つの構成要素から成立します。

　人体の生存に限らないと考えられますが、ある個体や個物が、この物質世界に存在することは、これを可能とする、何らかのメカニズムが、物質以前世界から物質世界に作用することを示します。
　その存在が始まるに当たっては、全く何も無いところに、突然、何かが特定の姿をもって出現することはありません。
　そのように見えたとしても、それ以前の出現の過程を、眼あるいはこれに代わる何らかの手段によって、明らかに確認することができないだけのことです。
　全ての存在や現象の奥には、その原因や発生の過程が存在します。私達が普段眼にする、あらゆる存在や現象とは、これらに先立つ何らかの原因が予め存在し、そこから生じる何らかの過程を経て、その結果として表れた、表れの世界です。あるいは次の現象の原因となるべき、一つ一つの表れです。
　その原因をどこまで遡ることが可能であるか。あるいはそのそもそもの最初の始まりとは何かという問題がありますが、これについては語ることができません。さし当たっての問題として、人体という物質現象が存在することは、これを遡れば、物質次元に最初に表れた始まりである、出発点が存在することを意味します。

　人体は誕生から死までの期間を生存する、限定的な物質存在であり、また自然界から発生した生物であり自然存在です。
　人体としての生存に、受精卵あるいは新生児という、明らかな始まりがあり、死という終わりを以って完了することは、生存の期間、生

存という現象が継続することです。その折々の姿に変動や変化は生じますが、個体の生存という現象だけに着目すれば、生存することは、人体全体によって表現される、生存という一つの自然現象であり、一つの生理現象に他なりません。

　このことは人体自身、いわば人体の内部（実際にはその表面を含めて、人体全体を指す）において、生存という生理現象を可能とする、何らかのメカニズムが働くことを示します。人体には、生存という生理現象を直接可能にする、生存そのものを行使する、特定の生理機能が存在します。

　即ち人体の生存期間中、人体自身の生存を可能とする、生存そのものに関わる生理機能が存在します。この生存を直接行使する生理機能を生存機能と呼びます。生存機能は、生存の始まりから終わりまで、生存の全期間を通して機能します。

　先に指摘した通り生存の始まりとは、単に現象としてのみの生存が始まることではありません。

　つまり何かがいきなり始まることはありません。何もないところには、何も生じません。生存が始まるとは、生存を可能とする、何らかのメカニズムが作用することによって、ある個体の生存が始まることです。

　一般に現象にはその現象を可能とするメカニズムが必ず伴います。このような原因があって、その表れという結果を生じます。

　換言すれば生存の始まりとは、生存が可能となるメカニズムが、初めて作用することによって生じた、生存の出発点のことです。

　生存を可能とするメカニズムが作用するからこそ、生存が始まります。そしてそのメカニズムが継続して機能するからこそ、その後の生存が継続し、生存する全期間にわたっての生存が可能となります。

このように生存を可能とするメカニズムとは、生存の始まりを可能とするだけではなく、その後の生存の全期間を通して、生存する人体に作用する生存機能であることが理解できます。生存機能とは、生存を可能とする、元々の生存の出発点です。

生存の出発点である、このメカニズムとその存在を失えば、生存という現象とその機能を担う物質要素が終了して、生存そのものが消滅します。

この生存機能という実態を有するメカニズムこそが、生存という現象を齎した直接の原因であり、現象としての出発点とともに、密接不離に併存して、この二者によって生存の出発点を形成します。

さらに遡れば物質世界の現象に先立ち、それ以前に、これを可能とする、何らかの原因や要因が、物質世界の母体である物質以前世界のレベルで働いたことを示します。

私達が存在するこの物質世界に新たな出来事や存在を齎すのが、物質以前の世界に生じる、何らかの出来事です。

この物質次元の出来事の出発点として表現される直前の、物質以前の次元の出来事、つまり物質以前世界の最後の出来事を直接の原因として、物質世界に新たな存在の萌芽ないし出発点が出現します。

ここでこの物質次元の出来事の出発点にとって、その直前の、物質以前世界における出来事を、出発点に先立つ、直接的な原点とします。物質次元から見た、ある個体としての生存の原点です。

この原点が真の意味での原点であるかは不明です。元々の始まりから見れば、この原点は一つの通過点にしか過ぎません。このような表現をとる理由は、それ以前のことに言及することは不可能であること。またあくまでもその後の、物質次元の世界の出来事についての考察を進めるためです。

これを仮に原点とします。本論の考察では、物質次元の出発点の全てが、物質以前世界における、この原点に依拠します。

　生存の原点も出発点も存在しなければ、生存が始まることも、その後の生存が成立することもありません。全てには原因が存在して、その結果が生じます。

　前述のようにある個体が物質世界に生存し始める、その始まりにとって、その直接の原因となる、その直前の物質以前世界における出来事を、生存の原点とします。

　この生存の原点は、物質構造物の三大要素である、次の三つの側面を少なくとも有します。

　第一に、物質世界における物質存在として、どのように存在するかという、その個体としての基本となる理念を有します。この理念の具体的な内容は、物質存在としての全情報であり、物質構造物としての機能（あるいは性質）と構造（形態を含む）に関する情報であり、かつ構造に含まれる、これを具体化する情報です。このように物質存在としての機能と構造は表裏一体です。これを物質存在の理念とします。この理念に従ってこの物質世界において、ある完成された物質存在までに化し、その後の生存の期間を経過し、最後に生存を終了します。その個体にとって、これらの生存の全経過を与える、その元となる、これらの原理としての概念（ここで言う理念）が必要です。

　第二に、個体としてのこの抽象的な原理としての理念を、ただの観念に終わらせることなく、物質世界に一つの新たな現象として開始するためには、これを具現化するエネルギーを要します。

　この両者によって、「新たな個体としての理念を担うエネルギー」が、物質以前世界における、いわば実態を有する原理即ち原点として成立します。新たな個体としての理念を担うエネルギーを特定の方向

性を有するエネルギーと表現することが可能です。

　以上のように物質存在ないし物質構造物の三大要素である、機能、構造、エネルギーが揃って初めて、その原点が成立します。

　これに関連して先天の三宝、後天の三宝という考え方があります。
　先天の三宝とは命性形、後天の三宝とは精気神です。
　ここでは命性形が、物質構造物の三大要素である、機能、構造、エネルギーに該当します。命がエネルギーを指し、性が性質であり機能を指し、形が形態であり構造を表します。
　ちなみに精とは根源となる命（先天の気）の働きが物質化した最初の要素とされます。ここではより具体的に、命の働きを直接司る精子ないし精液、卵子などを表し、広くは次世代に命を伝える、生殖器官系とその機能を指します。同時に生命力と呼ばれる、体力の根源を指し、人体自身をメンテナンスする基礎体力であり、またその根源を意味します。この根源と成る生命力（生存力）、基礎体力（維持体力）の両者の上に、外界から得られるエネルギーに基づく、活動体力が加わり、これらの体力が気力を産み出し、これらが相俟って、人間だけが固有する、精神という高度の働きが発揮されます。
　また人体における先天、後天を現実的に捉えると、先天とはこの世に誕生する以前の、母体の胎内であり、後天とは誕生後を指します。母体の胎内に生じる命性形とは、受精卵のことになります。先天、後天は陰陽に似て、次元を異にしながら、各種各様に使われます。

　次に物質以前世界に生じた原点としての、「新たな個体としての理念を担うエネルギー」が、その固有の性質上、物質世界に働きかけて、物質世界に突入ないし流入することによって、物質世界おける生存の出発点に転じます。

エネルギーに対して、そのような方向性を与えるのは、非物質世界に原点として、最初に表われた個体としての固有の理念です。
　したがって物質次元における出発点は、物質以前世界の原点が、そこに包含される方向性を有するエネルギーの働きによって、物質世界との交流を可能とするメカニズムを獲得することによって生じます。このようなメカニズムが作用することによって、物質世界における新たな生存の出発点が、物質世界における実態を有する原理として確立します。

　原点が出発点に転じるためには、このような方向性を有するエネルギーが、物質以前世界から物質世界に流入するメカニズムが働くことによって成立します。
　これを物質世界から見れば、物質存在としての特定の人体という理念を担った、物質以前世界のエネルギーが、物質世界に表われることによって、物質世界に物質以前世界からの新たなエネルギー供給システムが出現することに異なりません。非物質世界からのエネルギーの供給がその後も継続してこそ、物質世界に引き続き存在することが可能になります。

　このようにそれ自体に、物質以前世界からのエネルギー供給システムを固有する出発点は、同時にその個体にとって、「物質世界における、実態を有する生存の原理（以下、生存の原理）」となり、その後の生存を可能とする、生存の根源となります。この生存の根源が、生存機能として、全生存期間にわたって作用します。この生存の根源とこれに伴う生存機能を生存システムと呼びます。
　このように生存の出発点は人体における生存の根源、つまり生存を司る生存システムとなり、生存機能として働きます。そこからその後

の生存が継続し、生存の全期間を経過します。このような生存に関する直接的なメカニズムが存在して、生存の始まりとその後の全期間の生存と、その終焉が初めて可能となります。

　個体としての人体の始まりは受精卵です。
　これまでに述べた生存の出発点が、生存の根源として、出現したばかりの受精卵の中に存在します。生存の出発点がどのように受精卵へと具現化して来たかは、壮大な生命の歴史を遡り、その起源を尋ねることです。
　いずれにせよ生存の始まりであり、生存の根源が存在し続けること、あるいは機能し続けることによってのみ、生存が継続します。
　この生存の根源は、生存を直接司る生存システムとして、受精卵にも、成人した人体にも存在します。受精卵が分裂を繰り返して、完成された成人体へと発達成長していく過程で、生存システムは、人体を成立させる一個一個の細胞に、何らかの形で伝えられます。

　人体全体として捉えれば、新しい概念を担ったエネルギーが出発点として、物質世界に一旦表れれば、物質存在としての明白な形態を得るべく、出発点に含まれた概念に従って、そこに物質素材が集合し始め、物質存在としての完成の道を辿り、その後の全経過を進んで行きます。
　このことは最初の微細な萌芽でしかなかった、根源としての個体の始まりが、物質世界から見れば、先天的な要因である固有の概念とエネルギーとその供給システムの働きの下に、その物質要素を増大させていくことであり、最終的に完成された、各種の組織や臓器にまで発達し成長することです。概念に従って、各種の機能を担う、それぞれの構造要素が集合し、人体という統一体としての完全な構造を構築し

ます。

　その過程で、萌芽でしかなかった生存の根源（生存システム）自体も、物質世界でより具体的に機能することを目標に、物質存在としての形態を有して顕在化し、人体全体にとって、生存の根源としての組織や臓器を形成します。またこの全過程を通じて、全体に対する根源として、常時作用します。

　完成した人体全体にとってみれば、文字通り点に過ぎなかった出発点であった生存システム自体が、そこに包含される独自の形態を有して、人体のある部分を形成し、最終的に人体内部で局在します。

　それ以外の部分も、あくまで出発点の延長ですが、形態上は、分化した機能を担う個別的な組織や臓器として、それぞれが独立的に局在します。

　生存システムは成長して完成した人体においては、その性質上、生存の原理として作用し、人体全体を統御して、人体の中枢を形成します。

　そして人体自身の生存を維持して、生存の意義を遂行します。

　この生存システムは人体内部において、エネルギーの供給という点から、自然界との交流を可能とする、ある特定の最も末端に、人体の根源かつ中枢として局在します。これが頭部に存在する脳です。

　中枢が局在すれば、中枢としての働きを果たすため、そこから人体全体を網羅する連絡網を形成します。これが脳に直結する脊髄以下の神経系であり、両者を合わせて脳脊髄神経系を構築します。末梢に当たるその他の諸器官と連絡して、人体全体を統御し維持する、全身に対する中枢としての役割を果たします。

　生存システムそのものである脳脊髄神経系は、人体自身の生存を確立し、生存の質（人体における生存状態、人体状態）を確保し、人体

自身を保護保全し、生存の本来の姿そのものを維持し継続します。

　このように人体自身の生存そのものに直接関連して、いわばその内側（体表面を含めた全体）を整えて、対内的に人体全体を統御します。生存環境である自然界とは、その末梢を形成する、体表面等によって間接的に接触します。

　以上のように生存システムは、自然存在としての生存そのものに直接関わり、その直接的な、対内的な生存の仕組みを構成して、自然存在としての生存の維持を果たします。

　以上は中枢性の先天的対内的な、人体自身を生存維持する、自律的な仕組みです。

　これに対してそのように生存維持された人体において、生存システムが本来有する概念に従って、その生存の意義を遂行する仕組みが存在します。それが生存システムに生ずる人間の意識の下、人体全体に動作を与えて、人間として生存環境で活動する、後天的対外的、かつその意味で主体的な動作を行使する仕組みです。

　脳脊髄神経系という中枢に対して、生存維持システムの末梢として、内臓諸器官系ならびに皮膚筋肉骨格系の両者が存在します。

　これらの諸器官は自然存在としての生存そのものが確定した上で、広くは物質存在としての人体の諸機能に関わり、生存環境である物質世界との様々な交渉を行なう、対外的な仕組みです。

　何よりもまず人体が物質存在として存続していく上で、人体自身が物質的に維持されなければなりません。その理由は人体がいわば自身を消費し消耗しながら、その生存を継続するからです。物質存在としての人体は、生存するそのことによって、その構造要素を形成する物質要素自体が、それぞれの寿命に応じて、損耗し老廃化します。この

ため老廃化した古い物質を新しい物質に交換して、物質存在としての全形態を確保し続けていかなければなりません。

　人体自身の構造を形成する物質要素の原材料となる物質は、生存環境であり、自然界である物質世界にしか存在しません。

　そこで体外から体内に必要な物質を摂取し、全身隅々にわたって、これを利用し、不要となった物質を再び体外に排泄する仕組みが必要です。外界との物質交換を直接可能とするのは、体表面に存在する摂取排泄等の諸器官ですが、これらに直結し、体内部に存在して、内部での利用を可能とするのが、五臓六腑を始めとする、内臓諸器官系です。

　これに加えて獲得した物質を必要な物質要素に変化させ、またこれらの活動に必要なエネルギーを発生する、物質代謝という仕組みを要します。

　活動に必要なこのエネルギーは、生存そのものに直接関わる根源的な先天的なエネルギーとは、別のエネルギーです。生後飲食から獲得されるエネルギーであり、主として人体自身の物質的な維持と活動に使われます。

　この物質代謝という働きは、生物としての生存に本質的な役割を担います。

　成長した人体を維持するだけではありません。物質を分解したり合成したり、あるいはエネルギーを産み出すため、生存の出発点の生存システムの機能の一つとして、個体の形成と維持に関わるだけではなく、物質以前世界と物質世界を結ぶ経路に関わると考えられます。

　物質存在としての生存を維持するという観点から見れば、その意味で、人体全体が一つの生存システムを構成します。

　人体自身の維持、即ち生存の維持という、最も前提となる課題から

解放された上で、今度は活動の主体となる意識が、生存の本来の姿に維持された人体の、その全体に必要な動作や思考などを与えて、人体の生存の意義を果たします。

つまり生存環境と直接交渉しながら、人間の活動を行います。

物質を獲得する行為も、摂取つまり飲食という行為も、排尿排便という行為も、人体自身に本来具有された自律的な働きだけが関与して、その全てが完了するのでありません。

これに人体全体の意識的な活動が伴わなければ、これらの行為が始まることも、完了することもありません。

このような生存環境における、対外的な人体全体としての活動は、人体全体をそのような活動に従事させる、人体全体にとっての主体としての判断と命令が必要です。

人体自身のいわばその内側の、自律的な受動的な現象とは必ずしも関係なく、生存環境において、人体自身の意志で、いわばその外側で行なわれる、人体全体を使った、自主的能動的な行為が存在します。

これらの能動的な行為即ち人間としての活動（人間の活動）は、時には人体自身の自律的な要求を無視してでも行なわれます。この中心には、自律的な行為とは全く関わりなく、生物としての人体だけが固有する、人間としての自主的な活動である、創造活動即ち精神活動が存在します。

この精神活動の中核は喜びであり、幸せを求める心であり、また新しい物事を産み出す創造精神であり、その能力です。両者が相俟って、人類の文明や文化が生み出されて来ました。

人体が能動的に行なう活動全般を、人体が生存する上で必然的に生じる、生存の意義と捉えることが可能ですが、この中から、幸せを求める心と、進歩発展向上を喜びとする創造精神が表裏一体となった創造活動が、特に生存の意義として、強調されなければなりません。

人体が人間の活動として行なう、これらの活動行為は、人体の各部分がそれぞれに行うのではなく、人体全体に対する中枢機能としての、人間の意識から発せられる、命令として行なわれます。
　この中枢機能は、生存システムである、脳脊髄神経系の最も高度の機能として、脳に存在します。
　受精卵から成人に向けて発達し成長する過程で、人間としての意識が芽生え、高次の精神機能を獲得していきます。
　この人間の意識は、人体自身が固有する自律的な働きとは異なって、人体の内部に向けて発せられる意識ではありません。人間の意識は、生存環境である外界において、人体全体を使って、能動的に何かを行う際に、対外的な中枢として作用します。
　人間の意識が人体全体を行使して、人間の活動を行ない、人体の生存の意義を果たします。人間の意識は人体に蔵された、最も高度な機能である精神機能を有して、単なる活動に留まらず、喜怒哀楽と創造活動を発揮して、本来の生存の意義を果たします。
　脳を中核とする生存システムは、内部環境に対する対内的な自律的な機能と、その外側の生存環境における、対外的な自主的な機能の、両者の中枢を果たします。

　人体の成り立ちを、生存という観点から考えた場合、以上のような構成を有することが理解できます。
　対内的な自律機能は人体自身の生存の維持を司り、対外的な自主機能は人体全体の生存の意義を行使します。このような二大機能の根底に、全ての根源であり始まりとしての、生存システムが存在します。
　このような仕組みから成立する、人体という物質構造物が、その生存環境である自然界の直接の影響の下に、その始まりから終わりまでの全経過を辿ります。

§2・13　機械論と生気論

　最後に人体の自然な仕組みから見た、現代医学の人体像について考えてみたいと思います。

　現代医学は近代西洋医学が発展した医学であり、近代西洋医学はヴェサリウスの死体の解剖から始まった医学であると捉えることができます。

　なぜならば何度も述べているとおり、医学の創造に当たっては、人体の仕組みを究明することが先決です。そのためには内部の構造を調査することが不可欠であり、その意味で医学の出発点が解剖にあると言えるからです。解剖によって全ての構成要素を明らかにしない限り、医学としての本格的な展開はありません。

　ヴェサリウスは正確綿密な解剖を自らの手で行い、一千五百年以上続く、それまでの伝統的な医学を築いたガレノスの誤りを糺しました。

　その後に表れるウイリアム・ハーベー（ハーヴィー）の血液循環説や、これを支持したデカルトの学説などによって、人体を物質で成立する物質構造物としてのみ把握するという、人体に対する新しい考え方が確立されて行きました。そこではヴェサリウスの手法と同様に、先入観をもつことなく、死体の解剖から明らかになる人体の事実がそのまま客観的な事実として認められ、誰もが納得の行く、正確な人体像が確立されていきました。部分的な発見や進展もあるでしょうが、基本的には人体がどのように成立するかという、正確な人体像、特に構造を出発点として、その後の医学が構築されて来たと言えます。
（「西洋近代科学＜新版＞その自然観の歴史と構造」を参照）

　このような考え方や方法を一般に機械論と呼びます。

そこには暗黙の内に、次のような了解が存在したことが推測されます。
　「人体の構造を調べ、全ての構成要素を明らかにし、次にそれぞれの構成要素の働きを調べることによって、人体の全てを解明することができる。
　そこで先ず死体を解剖し、人体を構成する組織や臓器など、すべての構成要素を明らかにして、まず構造を確立する。
　次にそれぞれの構成要素である、各種の組織や臓器などの、すべての機能を探究していく。機能とはもちろん生きた人体における、それぞれの機能である。
　医学とは、本来生きた人間を対象とする学問であり、これらの総和がそのまま、生きた人体のすべてを表す。つまり人体の仕組みの全てを明らかにすることができる。
　正常な姿とその仕組みが判明すれば、次に正常とは異なる各種の異常や疾病の実態が解明され、続いて治療方法も確定し、臨床医学として成立する。」

　このような暗黙の了解について、少し考えてみたいと思います。
　確かに死体も生体も同じ人体に違いはないので、その死の直後であれば、その構造において両者は共通すると言えます。またそのような条件の下に、解剖が行なわれます。何よりも生きたまま解剖することが不可能である以上、このような選択を為さざるを得ません。これは今日でも変わりがありません。
　しかしこの構造とは、あくまで死体において明らかにされ得る、その構造であり構成要素です。
　また生きる人体の仕組みを調べる際、死体を人体として認めることは、人体に対して、二つの存在形態を認めることになります。

ところが死体＝生体（生きる人体）ではないことも一目瞭然です。そこでこの二種類の存在形態に対して、その違いや関係を明らかにしておく必要が生じます。つまり生きる人体から見た時、死体とは一体どのような存在であるのか。

もしもこのような言及が全くなされることがないまま、死体の事実をそのまま、生体の事実として扱うことをするならば、それは死体がいきなり生き返ることに等しいと言わなければなりません。

また解剖による人体の構造論的な仕組みとは別に、人体とは自然そのものであるため、これらを含みつつも、人体には自然としての仕組みが存在することも明白です。

筆者が医学生の時代には、解剖学の講義の一環として、生体の観察という講義がありました。教科書も存在しました。その意味では現代医学も、人体の自然な姿を決して無視するわけではありません。何よりも自然な姿とは、人体探究の前提に他ならないからです。

それはあまりにも当たり前の事実であるため、簡略に行われましたが、人体そのものを間近に眺めながら、人体そのものとその部分やそれらの関連性を重視する観察であったという記憶があります。もちろんこれも大切な観察です。

しかしそれだけであれば人体が自然界に生存する生物であり、しかも自然界に連動しながら生存する、自然そのものであるという事実を見過ごすことになります。人体が自然そのものであれば、人体に自然としての仕組みが存在すると考えても不思議ではありません。

人体が物質で成立する物質構造物であることも確かです。

しかし人体が純然たる物質構造物であることから、同じ物質構造物である機械と同等であると受け止めて、人体とは機械そのものであると把握しさえすれば、「人体の全てを理解したことになるか？」と改

めて問えば、答えは依然として、「否」のままです。

　機械であれば、目的とする特定の動作（機能）を発現するための構造と、構造を作動して、機能を発揮するエネルギーを要します。

　純然たる機械であれば、エネルギー源である電源を落としてしまえば、その動作を完全に止めることができます。そして電源を再び入れることによって、その動作を復活させることが可能です。またこのような動作を完全に止めて、個々の部品（部分）にまで分解し、その後再び組み立て直すことができます。そして電源を入れれば、再び元のように作動することも可能です。

　その理由は改めて述べるまでもなく、機械とは人為的な存在であり、一見自律的に動く物質構造物ではあっても、機械そのものが生きているわけではなく、動くか動かないかは、エネルギーを供給する人間が決めることであるからです。したがって機械は基本的にはただ存在するだけであり、自律的に生存するわけでは決してありません。また機械はどのような精密な機械であったとしても、目的に沿った部品を完全に組立てて、その後エネルギーを供給しさえすれば、目的とする動作を開始して、その機能を発現します。

　何よりも一つの機械として、この世に存在するためには、その機械を製造するための、全ての情報がすでに獲得されることが前提です。

　ところが人体において、このようなことは明らかに不可能です。

　なぜならば人体は人為的な存在ではなく、自然そのものであることが了然としており、自然存在として生存することが明々白々であるからです。

　機械のように電源を落として、動作の全てを一旦止めることはできません。生存する人体の動きや生理現象を、もし一度完全に止めてしまうならば、それは死を意味します。その後再び動きを復活させるこ

とが不可能なことなど、改めて口にするまでもありません。まして構成要素の部分部分に分けた後、再び元に戻すことなど、誰一人思い付くことすらない、無意味な幻想にしか過ぎません。

　まして医学の創造に当たっては、人体とは未知の存在であり、これから新たにその仕組みを解明しなければならない、探究すべき対象です。

　このような場面では何よりも先ず、機械論という手法だけで、その全てを解決できるかという問題意識が、その大前提として欠かすことができません。

　今述べたように人体には、機械論だけでは説明し尽くすことができない現象があります。機械は人為的な存在であり、他方人体は人為的な存在ではなく、自然存在であるからです。そこには歴然とした相違が存在します。

　つまり機械論的見解は人体という存在ないしその仕組み上の、主要ではあるけれども、一側面を説明するものでしかないことが分かります。

　別の側面を説明するキーワードが、「人体とは自然である」という事実です。あるいは将来にわたって、また別のキーワードを要する場面がないとは言えません。

　本来であれば生存の実態から明らかにされるべき自然の仕組みは、現代のような医学に急展開する以前に、いわば現代医学の発祥当時すでに、何らかの形で検討して置かれるべきであった。

　そのような大前提となるべき、人体の事実です。

　しかしどのような時代であっても、慧眼の士が存在します。

　おそらく近代西洋医学が呱々の声をあげる夜明け前にも、このような論議や言及が暗々裏にしろ、尽くされたであろうことは想像に難くありません。しかし新時代を築くに当たり、これに逆行する可能性の

全てを封印しなければ、新しい価値観を産み出すことは到底不可能です。

これを逆に見ればたとえ当時何らかの意義を有し、脚光を浴びる考え方があったとしても、時代の勢いの前にその膝を屈するならば、それは忘却の彼方に葬り去られることになります。時には陽の目を浴びる機会を、未来永劫にわたって失う可能性へと繋がっていきます。しかしこれらの中に、新たな価値観の萌芽がなかったとは断言できません。

また新たな価値観を産み出したとはいえ、人類に完璧はありません。

機械論が華やかな今日であればこそ、その前提となる自然の事実に、改めて目を向け直すことも、大いに意義あることであると言えるでしょう。

むしろ科学に基づく医学が、隆盛を誇る時代であればなおのこと、また現代科学が極微の世界を逍遥する今日であればこそ、改めて問い質されなければならない自然の事実です。

自然の仕組みと命の有無は、人体を対象とする医学上の大問題であると言わなければなりません。現代においてこそ問われるべき、喫緊の課題です。

そこでは機械論と生気論がその覇を唱え合うことなく、洋の東西を問わず、誰にとっても最も大切な、「自分自身」について、真の真理を獲得しなければなりません。

そのためには西洋と東洋が互いに歩み寄り、膝を交えてその胸襟を開き、腹蔵なく語り合い、その手を相携え、時代を越えて、虚心坦懐に自然の事実に向き合うことこそが、新たな世界を切り開く第一歩であると言わなければなりません。

第3章
陰陽五行と人体の自然な仕組み

第3章　陰陽五行と人体の自然な仕組み

　第一章で本来の漢方医学が、私達自身である人体の、自然な姿を観察することから始まった、古代医学であることを述べました。
　そして自然としての仕組みを洞察した上で、解剖を行った可能性を指摘しました。
　第二章では、漢方医学から離れても、自然としての人体には自然な仕組みが存在するのか。また漢方医学の原点であり、古来生存の原理であった、命が本当に存在するのかを、人体の実態に即して考証しました。なぜならば人体は自然存在ですから、自然の原理に従って、自然としての仕組みによって成立する他はないからです。
　その結果本書では人体という自然存在が、当然のことながら、自然としての本来の仕組みを有すること。その原点に生存の仕組みが存在し、命を根源とするという結論に至りました。

　人体をどのように理解するか。
　正常な人体の姿をどのように把握して、どのような人体像を描出するか。
　何度も繰り返しますが、医学はこのような人体像を構築することから出発します。
　そして人体像を追究するに当たっての考え方や、その方法が、その後の医学としての方向性を規定することに繋がって行きます。

　ここでは第二章で明らかにした、人体の自然な仕組みから見た人体像を基本におき、現代医学の知識も活用しながら、第一章で述べた漢方医学における人体像について、特に両者の共通点を中心に、その要約を列挙してみます。

1．人体は命によって生存する生物であり、命を前提とし根源として生存する。

　命は受精卵を通して獲得される、父母に由来するエネルギーである。

　自然な仕組みの上から、命とは内因性エネルギーのことであり、漢方医学の観点から、先天の気と称される。生誕後は生存環境である自然環境から、日夜自律的に供給される。

2．命が物質構造物である人体を、先天的根源的に作動する第一エネルギーとすれば、これとは別に、人体内部から飲食物に由来して、後天的に発生するエネルギーが存在する。

　自然な仕組みの上からは、外因性エネルギーのことであり、漢方医学の観点から、後天の気と呼ばれる。

　以上のように人体を物質構造物として見た場合、自然存在でもあるため、この物質構造物は、今述べた二種類のエネルギーによって作動する。

3．また人体はその生存の実態から、二つの異なった側面を有する。

　生存環境が明るい昼間の覚醒中の、人間の活動に従事する姿と、生存環境が暗い夜間の、人間の活動を放棄し眼を閉じて睡眠に従事する姿の二つである。

　生存の実態から判断される、この二面性は、これらの実態を可能とする、人体の仕組み上の二面性を示唆する。

　仕組み上の二面性とは二種類の生存様式であり、これを実現する、昼間の活動に関わる仕組み、ならびに夜の睡眠に関わる仕組みの両者を指す。

　漢方医学では、人体が陰陽五行によって成立するが、この二面

第3章　陰陽五行と人体の自然な仕組み

性を象徴的に表現するのが、この陰陽である。(なお漢方医学上、陰陽という用語は各種各様に使用されるが、本書では引き続き、「人体の仕組み上の陰陽」のみに限定して使用する。)

4．これを人体自身の用い方という点から見れば、昼間覚醒時は主として体の前面を積極的に用いて、人間の活動に従事する。

　夜間睡眠中は、主として体の後面によって体を支えて、睡眠に従事する。

　体の前面と後面は、この二面性を実現する場としての、外観上の陰陽である。

5．前面(前上部、胸腹部と上肢)には、自然な仕組みから、主として摂取ならびに活動に関わる諸器官が集中しており、これを活動システムを中心とする、活動グループと総称する。活動グループは、主として飲食物に由来する、外因性エネルギーによって支配される。

　漢方医学上脾を中心に、広義の脾としての諸器官が集中して、摂取と活動を担当し、陰陽の陰に該当する。陰即ち広義の脾は、後天の気を発生し、かつ主として後天の気を消費する。

6．後面(後下部、背腰部と下肢)には、自然な仕組みから、主として排泄ならびに維持に関わる諸器官が集中しており、これを維持システムを中心とする、維持グループと総称する。命即ち内因性エネルギーに直接関わる。

　漢方医学上腎を中心に、広義の腎としての諸器官が集中して、排泄と維持を担当し、陰陽の陽に該当する。陽即ち広義の腎は、先天の気の供給と消費に関わる。同時に先天の気が人体におい

て、根源的な役割を果たすことを、黄帝内経では「背を陽と為す」という言葉で表現した。陽とは太陽の日差しが当たる場という意味であるから、自然界の生命力のシンボルである、太陽という存在を用いて、背中に根源的な力が宿ることを示唆した。

7．解剖の実態から、人体の基本的な構成が、脳脊髄神経系、内臓諸器官系、皮膚筋肉骨格系の三つに大別される。
　この実態から見た場合、特に後面には、脳脊髄神経系の脳脊髄を中心に、排泄と生殖に関わる器官や体全体の姿勢を支持する器官などが集中し、維持システムとしての維持グループが、その主体を形成する。
　これに対して、内臓諸器官系、皮膚筋肉骨格系は、活動と維持の両者にわたるため、この二者に大別することは本来できない。
　ただ前面には活動の行使、ならびに摂取と活動を担う、活動システムとしての内臓諸器官系と皮膚筋肉骨格系が集中し、活動グループが、その主体を形成することも確かである。そのような目で見れば、後面を維持グループの多くが占拠する。

8．漢方医学上の"陰陽五行と気"は、人体の基本構成や基本システムを示すだけではなく、人体の根源であり始発点であり、生存システムである脳が、脳脊髄神経系を通して、人体全体をどのように統御するかを指し示す。同時に物質構造物としての人体がエネルギーによって構成されかつ作動し、その原点が脳に存在することを指し示す。人体の陰陽という二面性を、現代的に捉えると、全身における中枢と末梢という関係になる。

9．人体を物質構造物として把握し、自然存在としての観点から、

その仕組みを考察した場合、構造が内蔵する機能を発揮するためには、構造を作動するエネルギーが不可欠であることも事実である。

　漢方医学の自然観である太極理論に基づいて考えた場合、太極から表れる気という素材によって、この宇宙が成立するが、宇宙は、気の立場から陰陽に分かれる。

　陰の気の世界とは、気が物質化して表れた物質世界であり、さらにその背後には、この世界を成立させる、眼には見えないが、それ以前の陽の気の世界が存在する。物質世界の元となる陽の気の世界とは、物質以前の世界であり、これをエネルギーの世界として把握できる。この点から本来の漢方医学を、物質存在の根源となる、エネルギーの世界に着目した、いわばエネルギー医学と表現することが可能である。

10. 太極図は人体の存在の原理である、"陰陽五行と気"を、まず陰陽五行によって人体が生じて発展していく過程をあらわす。次にその原点である気の流れをあらわし、合わせて人体全体における、各部分の大きな働きを象徴的にあらわす。

　右側白の部分は背部後面を現し、陽の気（先天の気、命）が頭部を供給源として、脳脊髄神経系の中を背部下方に流れる。人体全体の中枢である脳脊髄神経系は維持（生存維持）システムを構築して、人体内部すなわち人体全体（人体自身）を維持し統御する。

　左側黒の部分は胸腹部前面を現し、陰の気（後天の気、水穀の気）が下腹部から発生し、胸腹部を通って上方に流れる。中枢である脳脊髄神経系（維持システム）に対してその下位に位置し、その末梢である活動システム（皮膚筋肉骨格系と内臓諸器官系）

を構築して、人体全体を行使し、人体の外側すなわち生存環境である外界と折衝し、人間の活動を行う。その一環として、外界と物質交換を行い、活動に要する活動エネルギー、ならびに人体自身の物質的な保持に必要な物質を獲得する。

　このように人体は気によって根源的に成立するとともに、人体を二分する構造と機能によって、人体を構成する。また大円の中心に黙して語ることのない、根源となる真の中心が存在し、そこから全体が縦横無尽に回転して、左右が結ばれ、全身の気が融通無碍に交流しつつ、その生命活動を行なう。

11. 陰陽の陽とは、天なる陽の気を受けて、頭から始まる、人体自身の生存の根源となる仕組みを表す。即ち人体全体の中枢部として、陽の気によって人体自身を生存させ維持し統括する、維持システムとして機能する。また陽とは陽の気そのものを表す。他方陰とは陽（陽の気即ち命）の庇護の下、人体全体がその生存環境である、この地上の実際の世界すなわち物質世界で、物質存在である人体として存続し、人体の生存の意義である人間としての活動を発揮する仕組みを表す。即ち陽の気に支えられながら、人体全体の末梢部として、生存環境である物質世界で、物質存在である人体そのものを養いながら、人間として活動する活動システムとして機能する。また陰とは陰の気そのものを表す。陽の気は天から受ける自然エネルギーであるのに対して、陰の気は物質存在である人体から、その内部で新たに発生するエネルギーであるため、その発生システムを五行として暗示する。

　以上自然の仕組みから見た、人体における陰陽五行の陰陽について、考察して来ました。

これらの内容から、古代漢方医学における人体の仕組み上の陰陽が、荒唐無稽の概念ではなく、形式的な分類でもなく、また抽象的な概念でもないことが判明します。
　このような人体像はますます細分化し、微細なレベルにまで発達を極める現代医学から見れば、余りにも素朴であり、はなはだ原始的な印象を与える人体像であることも確かです。その精度も問題になるでしょう。
　しかし大略ではあっても、時代的な制約を考慮に入れれば、現代から見ても、人体の事実に基づく、人体の仕組み上、実態を有する概念であったことが理解できます。
　この実態のその奥に存在する真実が何であるのか。
　漢方医学のさらなる発展を望むとするならば、単に漢方薬の使用方法に止まることなく、新たな展開を求めて、大きく脱皮しなければなりません。この成否は古代医学の真面目である、その医学理論をこそ、現代的な立場から検証するかどうかの、ただ一点にかかっています。
　漢方医学はその創案以来、紆余曲折を経ながらも、数千年後の現在まで存続し、今日なお未だ活用されているという実情があります。
　その理由は、ただ漢方薬の効用のみに止まるものでしょうか。
　果たして漢方薬とは、一体何でしょうか？
　むしろ人体の普遍性を鑑みた時、たとえ古代医学ではあっても、何らかの点において現代においてもなお、正鵠を射る医学理論である可能性を、そのまま雄弁に物語るものではないでしょうか。
　それが時代を越えた真理であるかどうか。
　その検証の是非の選択は、ひとえに現代の責任であると言わなければなりません。

　最後に古代漢方医学における陰陽の設定は、生存する人体そのもの

を対象とするため、その分、人体の存在そのものを大きく暗示する、陰陽設定です。

　おそらく古代では、そのような認識の下に、解剖が行われたのではないのだろうか。このような印象が改めて強く迫って来ます。

　また人体に止まることなく、人間そのものについても、現代とは違った意味で、深い認識を有していた可能性をも否定することができません。現代とは価値観を異にしますが、大自然とともに素朴に生きた、古代の人々の透徹した眼差しと、奥深い理解力を感じて止みません。

　最後に漢方医学の本質を、次のようにまとめたいと思います。

「古代漢方医学とは、人体の仕組みを、物質存在即ち物質構造物としての人体の構造のみに限定せず、自然な姿からその生存の本質にまで遡及して、人体観ならびに人体像を確立した。その根底に自然界の仕組みである、生存の仕組みを生かし、人体の根幹を整えることによって、人体状態を正常化し強化して、健康と治病に貢献する医学である。」

第4章
体質の改善
(保険漢方製剤の新しい使い方)

以上を踏まえた上で、保険漢方製剤をどのように活用できるか。
より効果的な治療が可能になるか。

特に漢方診療上、その多くを占める虚証を中心に、体質の具体的な考え方とその治療方法について述べます。

現在まで伝承されている、代表的な方剤（漢方薬）とは、長い時代を経る中、疫病などを始めとして、その時々に直面する疾病や病状や、日常的に遭遇する症例に対する生薬の組み合わせ方です。その有用性から、その組み合わせ方に特別な名称が与えられ、それがそのまま漢方薬の名前となり、数多くの方剤が今日まで伝えられて来ました。

ここではこのように具体的な病状や疾患に、直接対処するという、従来の考え方から、ひとまず離れることにします。そして病状の有無やその如何に関わらず、人体の基本的な成立様式であり、全身の基本システムであり、全身状態をその根底から左右する、陰陽五行気血水という古代医学理論を、積極的に活用する方法を考えてみます。

漢方医学の最大の特徴は、単純に個々の病状を軽減するだけではなく、人体の根源を司る先天の気という考え方にあり、これを強化する具体的な治療方法を有することです。このことを念頭に置けば、症状に拘ることなく、全身の陰陽五行気血水を整備し改善して、その活性化を図るという考え方が成立します。

その結果先天の気が不足する虚証、いわゆる虚弱体質を改善することが可能になります。虚証とは漢方医学上の、全身性の病態の一つですが、これをいわゆる虚弱体質という体質として捉え直すことができます。

このような観点から、体質とその改善について検討します。

§4・1　体質の考え方

　人体は物質で成立する物質構造物ですが、他方自然存在でもあり、人間もしくは人体という生物です。

　したがって人体としての構造が共通しても、それぞれの個体が異なる特徴を有することも事実です。背の高低、手の大小、顔貌、あるいは異なる性格など、特徴にも様々な種類の特徴があります。なぜならば一つの個体は、地上唯一、無二の存在であるからです。それぞれが独自の個体であり、他の個体と比較すれば、そこには色々な個人差が存在します。人間という観点から見ればなおのこと、身体だけに限っても、このような各種の個人差が明瞭に存在します。個人差の内、このような身体的な要素に関する差異を、ここでは個体差とします。

　個体差は、このような形態上のばらつきなど、普段客観的に把握できる個体差だけではありません。

　個体差の内、特に健康状態を妨げるという観点から、比較的多くの人々に共通し、一般に生まれ付きのものであり、全身に関わると考えられる場合、身体上特定の傾向を有すると把握され、このような類型（共通するパターン）に対して、体質という用語が使われます。この傾向は生来既に表面化しているか、あるいは何らかの切っ掛けで、ある時期に表面化することによって、そのような体質であることが判明します。現段階では一般に体質自体が問題にされることは少なく、その体質に基づく症状や病状が表れた時にのみ、治療や処置の対象となります。

　体質という言葉は様々な状況で使用されます。

　いずれの場合も現在どこまで解明されているかはともかくとして、体質の背景には身体上特定の傾向を発現させる、おそらく全身に関わ

ると考えられる、何らかの原因や要因が存在することが想定された上で使用される用語です。これらの原因や要因は、全身が共有するという点から、一般に遺伝や環境に求められます。

体質とは

　体質には様々な種類の体質が挙げられます。

　例えばアレルギー体質や肥満体質など。漢方診療でも瘀血体質、水毒体質などと呼ばれることがあります。時には胃弱体質などと、ある特定の部位に関する表現もありますが、このような表現であっても、特定の部位のみならず、人体全体そのものにも、何らかの問題があるのではないかという認識を有することが多いと言えます。

　これらは健康上問題となる要因です。

　先ほど述べたように、健康上好ましくない、特定の状態を有する場合、あるいはそのような状態に陥りやすい場合、特定の好ましくない傾向を有するという意味で、体質が問題にされます。健康上好ましくない傾向を有さない、いわゆる健常者と比較した場合、人体としての良好度という角度から、人体自体の質が劣ると把握されて、体質という表現が使用されます。

　人体を機械的な物質構造物として捉えれば、人体自体としての性能の良し悪しに関わる表現です。

　一般に身体上健康である状態とは、やや控えめに表現すれば、病気に罹患することなく、かつ日々の日常生活や社会生活に支障を来たすことがない、それなりに良好な人体状態を指します。

　このような状態は、少なくとも体質上問題のない状態です。

　体質とは今述べたように、人体自身としての良好度、あるいは人体

自体としての性能の良し悪しを尋ねる言葉です。これを換言すれば、人体としての生存の質を評価する言葉です。生存の質とは、人体としてどの程度良好に生存しているかどうかということです。(その結果人間として、どの程度良好に活動し生活しているか。これには心身の両面がありますが、本書では身体面に限って検討します。)

　これには少なくとも、三つの側面があります。

　第一に生存に伴って、身体自身から感覚される、自覚感覚が良好であるか。

　快適な感覚あるいは健康感を、日頃どの程度実感できるかはともかくとして、少なくとも、健康感や元気さを妨げる、身体上不快な不都合な自覚感覚が存在しないか。言葉を換えれば、日々の体調が悪くないか。不定愁訴などがないかどうかなど。

　これをもう少し積極的な言葉で言えば、病気などに罹ることがほとんどなく、かつ体調も良く、その意味で丈夫であり、かつ元気溌剌としているかどうかということです。現代社会は心身ともに、疲労疲弊している人が多いため、特に大人の社会では、このような言葉を実感する人は少ないと思われます。むしろ元気溌剌などという言葉も、一昔前の死語になりつつあります。

　第二に何を食べてもおいしい。毎日ぐっすり眠れる。便通にも困らないなど。いわゆる快食快眠快便であるか。身体の生理現象に伴う、快適な感覚があるかないか。少なくとも不快な感覚が存在しないか。

　第三に日常生活や社会生活において、人体の生存の意義である、人間の活動を十分に発揮できるかが問われます。

<u>体調と体力と体質</u>

　ここで体質とともに、人体状態の良好度を表す体調について述べて

おきます。

　私達はその日によって体調が良い時、それほど良くない時、あるいは悪い時などを経験します。

　また朝は快調であっても、夕方に向けてしだいに疲れが表れ、しだいに増悪して行き、その反面で快調さが陰を潜め、朝の快調さを徐々に失って行きます。体調がしだいに劣化して行きます。生理現象の一つですが、特に一日の終わりである夜に至れば、一種の体調不良状態に移行していきます。そして思うまま自由に活動する力が低下して、最終的に動くことを放棄して睡眠に陥ります。

　このことは生存の意義として把握される人間の活動から見た場合、体全体（体自身あるいは内部全体）の生理機能上の良否が変動することを表します。

　人体自身の良し悪し（良好度）を評価する時、病気の有無や体質とは別に、このような生理機能の変動に伴う、体調の変化を挙げることができます。本書ではこれらを一括して、人体状態とその変動と呼びます。

　いわゆる健康とは何か。その実質を考える時の一つの指標となります。

　体調は疾病の状況や体質によっても左右されますが、これらの要因とは関係なく存在する、別の人体状態を表現します。それ自体が変動し、体調が良い時も悪い時もあります。

　日頃の体調の良し悪しから、次のような三つのタイプに分けて考えることが可能です。

　まず日頃からそれなりに体調の良い人、少なくとも悪くない人達がいます。

　夜半には一日の疲れを感じることがあっても、一晩眠れば疲れが解

消してしまい、それ以外体調について、問題を感じることがあまりない。いわゆる健康上問題がなく、その点自分は体力的に見ても普通である。あるいは健康だと思える人です。

　これが平均的なタイプです。

　次に普段から体調が極めて良好。

　風邪など滅多に引くことがなく、少々の無理にも耐えられ、自分自身でも丈夫で頑強であると思える人です。いわゆる健康に自信のある人達がいます。多くの場合、体力に恵まれているとされます。

　それ以上に体力が有り余って困る程の人（実証）を、見掛けることはありません。

　最後のタイプとして、日頃から体調が悪く、体力不足や疲れやすさなどを訴える人達が存在します。

　何度も述べるように、朝絶好調であっても、夜はくたびれ果ててしまいます。また誰でもが年齢とともに、しだいに体力が低下していきます。またどんなに体力に恵まれたスポーツマンであったとしても、いずれは体力が減少して、いわば若い時分の快適な感覚である健康感、あるいは身体上の充実感が漸減して行きます。加えて、それなりの体調不良を訴えることが多くなります。

　以上の現象から、疾病や外傷などに罹患せず、人体全体が正常な生理機能状態にあっても、体調が変動すること。そして体調は環境などの影響を受けますが、基本的には体力に依存することが分かります。

<u>体力の有無に関する体質</u>

　体力の大小は生まれつきの個体差です。

　体力には一般に活動体力（行動体力）と防衛体力があるとされています。

第4章　体質の改善

　生存の意義である人間の活動を十分に行なうためには、活動用の体力が問題になります。体を動かして、何かを行なおうとすれば、これを行使するだけの活力や体力、つまり行動ないし活動を可能にする体力が必要であるということが分かります。これを一般的に活動体力と呼びます。

　しかしこれまでの体調に関する考察から、活動に先立つ、それ以前の体力として、人体自身を健全に支える体力、つまり体調を良好に整える体力が存在することが分かります。一般には防衛体力と呼ばれています。活動が発生する疲労からの回復力の他、免疫などを含めた、より広範囲の体力であり、いわば基礎体力と表現することができます。

　両者の関係について、ここでは深く言及しません。ただ基礎体力が活動体力の前提となるであろうことが理解されます。

　体力の有無は人体にとって基本要素であると考えられ、体力に依存して、体調が変化し、人体状態の良否が決定されます。

　このことから体力の有無を、体調を左右する要因であると捉え、かつ生まれ付きの、全身に関わる要因として把握すれば、これを体質として捉えることが可能になります。この体質は体力の大小を要因とし、体調の良し悪しとして表現される体質ということになります。さらにその延長として、時には罹病しやすいか否かという側面をも有します。

　体力の程度に応じて、体調とともに、一般に次の三つのタイプの体質に分類することができます。

　1．体力が大：普段から体力に恵まれており、丈夫で元気があり、

かなり活動的な毎日を送り、身体上体調上の問題を全く感じることがない体質。風邪など引くことがほとんどないタイプ。体力が充実しており、熱がるタイプ。

2．体力が普通：極めて丈夫かどうかはともかくとしても、それ相応に体力があり、普段から元気で、平均的な日常生活を送っており、身体上体調上ほとんど問題がない体質。たまに風邪引くこともあるが、風邪を引きやすいというわけではないタイプ。体力や暑さ寒さに対して、中間のタイプ。

3．体力が小：普段から元気がなく、体力不足を感じており、その分活動的ではなく、その他にも身体上体調上何らかの問題を抱えているか抱えやすい体質。風邪を引きやすく、自分でもそれを自覚しているタイプ。体力に乏しく、寒がるタイプ。

これらの三つのタイプは、以下述べるように、それぞれ漢方診療上の全身性病態の診断名である、実証、中間証、虚証と密接な関係を有します。

体質としての実証体質、中間証体質、虚証体質

　元々漢方医学には、治病求本という考え方があります。
　病気として表れる、枝葉としての症状だけではなく、その根本を正すという考え方です。
　医学という観点から見れば、当然のことながら、現代と全く同じ考え方です。症状だけが軽快しても、その原因を除去しなければ、一旦収まったかに見えた症状が、またぶり返すことになります。あるいは

眼に見えない形で、病状がもっと進展しないとも限りません。

漢方医学では病因や病態を本と呼び、病状や症状を標と言います。

本の治療を先にするか。標の治療を先にするか。それとも両者を並行して行なうか。

病気の原因を何に求めるか、あるいはその緊急度などによっても異なって来ます。

このように医学自体に対する考え方について言えば、古代現代双方に共通点を認めますが、他方で医学としての内容から見れば、漢方医学は現代医学とは全く異なる内容の医学です。

これらの相違の中から漢方医学だけが有する、特に診断方法における、著しい特徴を一つ挙げたいと思います。

漢方医学には、八綱弁証という、全身における病状を全身的に診断する、総合的な考え方が存在することです。具体的には陰陽、虚実、寒熱、表裏という相対立し合う四つの観点から、「全身から見た総合的な疾病状況」を判断します。

このうち虚実と寒熱と表裏がその実質であり、これら三者を総合して、人体全体の病状としての状態を、総括的に陰と陽に区別します。ただこの陰陽は全体像を一括して把握する場合、役に立つ用語ですが、やや抽象的な表現であり、他の三者のように具体的な評価ではないこと。そして本書で述べる人体自身における、生理的な陰陽とは異なる陰陽です。そこで本書では混乱を避けるため、病状判断としての、この陰陽という表現を使用することはありません。

本書では、さらにこの三者の中から表裏を除きます。それは本来の意味合いは全身にとってという観点からの評価ですが、端的には表裏が病気や病状がどの位置に存在するかという、部分的な指摘であるからです。

最後に残る、特に全身に関わる評価としての、虚実と寒熱の二者に注目します。

　ただし虚実という用語が体力から離れて使われることもあり、ここでは体力の有無に限定して使用します。

　体質という点から、虚実は体力が有るか無いか。寒熱は体が冷えているか温かいか。あるいは冷えを感じやすいか、それとも暑さや熱さを感じやすいか。この両者は密接な関係を有します。多くの場合、虚には寒を伴い、実には熱を伴うからです。

　この虚実、寒熱の両者を組み合わせて、使い慣れた表現で両者をまとめれば、"虚証、実証"となります。この虚証、実証とは、従来の考え方に立てば、全身性の病態を指しますが、ここでは普段の体の状態を評価するという観点から、体質を評価する基準に転用します。

　このように漢方医学的に、虚実寒熱から体質を把握すると、体力や体調の分類と同じように、次の三つに分類されます。

　いずれも病態ではなく体質として把握するため、両者を区別して、実証体質、中間証体質、虚証体質と呼ぶことにします。（病態としての治療も、体質としての治療も基本的に同じです。）

　この中で体質そのものが治療の対象となる体質は、実証体質と虚証体質の二つです。次に述べるように真の意味での実証体質を見かけることは、一般の診療では事実上ないと考えられるため、実際に体質を対象とする治療は、専ら虚証体質だけです。実証体質は実証という病態を呈する時のみ、中間証体質は、虚寒や実熱の病態に転じた時のみが、治療の対象となります。

　また虚証体質であっても、一時的あるいは部分的に実証様の状態を呈する時があります。これは中間証体質であっても、実証体質であっても同様です。

これらの体質の内容は、体力の分類と同一ですが、それぞれの説明を再掲します。網掛けの部分が同一の文章です。）

1．実証体質（体力が大）：普段から体力に恵まれており、丈夫で元気があり、かなり活動的な毎日を送り、身体上体調上の問題を全く感じることがない体質。風邪など引くことがほとんどないタイプ。体力が充実しており、熱がるタイプ。

2．中間証体質（体力が普通）：体力が普通：極めて丈夫かどうかはともかくとしても、それ相応に体力があり、普段から元気で、平均的な日常生活を送っており、身体上体調上ほとんど問題がない体質。たまに風邪引くこともあるが、風邪を引きやすいというわけではないタイプ。体力や暑さ寒さに対して、中間のタイプ。

3．虚証体質（体力が小）：体力が小：普段から元気がなく、体力不足を感じており、その分活動的ではなく、その他にも身体上体調上何らかの問題を抱えているか抱えやすい体質。風邪を引きやすく、自分でもそれを自覚しているタイプ。体力に乏しく、寒がるタイプ。

実証体質

　実証とは実であり熱であり、虚証体質の対極に位置する、体質を表します。
　したがって実証体質とは、普段から体力が強大過ぎ、熱くてたまらないという体質です。しかしこのようなタイプの人を見掛けることはまずありません。もし居れば、その体質自体を普段から治療ないし抑制しなければなりません。

ただそこまで行かないまでも、普通の人達（中間証体質）に比べると、それ以上に確かに体力があり、丈夫で、頑健な人達がいます。このような人達は活動力があるため、勢い活動が旺盛になり、さらに過剰な活動が続きやすく、その分そのまま病態としての実証に移行しやすい傾向を有します。これらを含め必要に応じて、実証体質として扱います。

体力に任せて活動が旺盛になっていけば、漢方医学的には体力の供給と消費も過剰傾向になりやすく、その分気血水システムに異常が発生しやすくなります。そこで実証という病態を呈しやく、便秘や肩こりなどを伴い、時には上腹部が張って苦しい、チクチク痛むなどの症状が出て来ます。

このような状況があっても短期間で解消したり、あるいは滅多になければ、明らかな病態として定着することはありません。いずれの場合も恵まれた体力というだけで、その体質自体が治療の対象になることはありません。

中間証体質

実証体質と虚証体質の中間の体質は、ふだん健康上あまり問題がないという中間証体質に属します。

この体質自体も治療の対象になることはありません。

ただ状況によって、病態としての虚証や実証に転じることがあり、必要に応じて、それぞれの病態に対処します。

虚証体質

最後の三番目の虚証体質は、日頃から体力不足のため体質に問題があるとされ、その極端な例が虚弱体質ですが、一般には体力が不足するという意味で、虚証とされます。

普段から虚で寒、つまり体力がなくて寒がりという体質です。両者の内第一義的には虚であり、日常生活やあるいは生存自体に対する、十分な体力がない体質です。多くの場合低体温や冷えや冷え性を伴います。それが生来の体質である場合と、大病や出産などを切っ掛けに、二次的に転じた体質である場合があります。また年齢とともに表れて来る体質です。

虚証体質は風邪を引きやすい、下痢をしやすいなど、それ以外の多彩な症状や病状を招く要因となります。

しかしそれだけではありません。常日頃から虚であり寒であれば、自分自身である自分の体に対して、健康であるという身体上の充実感や、活動に対する自信を失いやすと言えます。

どの程度検査で検出されるかはともかく、代謝が悪く、免疫力などの生理機能も低下傾向にあると考えられます。また様々な疾病を発病させる背景因子となります。そこに生活上の心身の負担やストレスや不眠、あるいは季節、気温、湿度、気圧などの変動が加わることによって、色々な愁訴が表面化して来ます。日頃から多彩な症状を抱えやすく、時には健康上な深刻な問題意識をもって、漢方外来を受診します。

これらの意味で虚証体質という体質自体が原因で、そこから各種の症状が生じると理解することが可能です。

そこで実際に直面する症状の背景に、このような虚証体質が存在する。体力不足か冷え、あるいは両者があると判断されれば、症状の如何に関わらず、虚証という体質そのものを対象として、治療を開始するという考え方が成立します。

このことは疾病の有無とは別に、人体の生理的状態の良否や生理的能力の大小を示す、いわゆる体質を改善することが可能であることを示します。

この考え方を応用して、体質改善の方法について、以下に検討を加えます。この場合の体質とは、もちろん漢方医学上、陰陽五行気血水によって規定される体質という意味です。特に基礎体力を強化して、体調を整え、生存の質を向上させる体質改善を目標に行なわれます。
　漢方診療によってこのような虚証体質が改善することは、気血水システムが整備されて、内部環境が整うことです。ここで気血水システムと内部環境という考え方について述べておきます。

気血水システムと内部環境

　人体の内外全身の状態とは、言葉を換えれば、人体自身のことであり、体表面を含めて人体の内側全部を指します。
　ここで人体の構成を肉眼的に大きく捉えると、個々の組織や臓器などの固定的な部分と、その内側を灌流する流動的な部分の二つに大別することができます。
　つまり人体は外側の固定性組織および内側の流動性組織に大きく区別されます。
　このように観察すると両者の位置関係から、いわば外側の固定的な組織に対して、その内側を構成する流動的な部分を、その内部環境として扱うことができます。内部環境の実態を現代的に表現すれば、血液や体液を主体とする、血液体液循環システムになります。血液や体液は水分や電解質などを始め、各種の成分を含有します。

　他方固定的な組織は、それ自体独立して、完全に固定的に存在するのでありません。
　物質の移動や新陳代謝などを考慮に入れれば、その機能も組織自体の維持も、その内側であり内部環境である、血液体液システムに依存

することによって、初めて成立します。したがって固定性成分を流動性成分の延長として捉えることも可能です。(他方固定性成分の出来事も、内部環境に影響を与えます。)

その意味では外から見える人体全体の体表面に対して、その内側の全てを、広い意味での、その内部環境と呼ぶことができます。この場合は人体の内部全体を、広く内部環境であると捉えて、それが固定性成分と流動性成分から成立することになります。さらに厳密に言えば、この中に体表面そのものも含まれて来ます。体表面も固定性成分であり、同時にその内部環境の表れであるからです。

しかし混乱を招きますので、ここでは両者がそのような関係にあることを念頭に置きつつ、人体の構成を便宜的に、大きく外側の固定性組織および内側の流動性組織の二つに区別して把握することにします。

血液体液循環システムを、漢方医学的に表現すれば、血水システムとなります。

しかし血水だけではなく、これらの流動や変動やその生理作用を可能とし、その原動力となる気を加えて、気血水あるいは気血水システムとして把握されます。

漢方医学では気をあらゆる物質の根源であり、あらゆる生命活動の根源であると把握します。気は経絡という、気独自の流路を形成して、人体全体を循環します。同時に流動性成分である血水にも流入して、血水に影響を与えつつ、血水とともに、人体内部を循環しながら、その最末端である全ての細胞に流入し、その生理機能を果たします。

漢方医学のテキストでは、気が各種の生理機能や代謝など生命活動を司るとされ、これを特に推動作用と呼びます。気の性質としてこのような推動作用を含め、五種類の作用が挙げられています。

人体内部を循環し、その内部環境を整える、気ならびに血水を一括し、気血水システムとして、総合的に把握します。そこで漢方医学上、人体の内部環境とは、気血水システムのことを指します。

　同時に先程述べたような意味合いを込めて、気血水システムが流動性成分として、人体の内部環境を構成するだけではなく、内部環境を循環しながら、その外側に位置する固定性成分の源となります。この意味で気血水システムが、広くは人体自身を指すこともあります。（ここで付け加えておけば、同様に陰陽五行も陰陽五行気血水も、人体全体あるいは人体自身を指す場合があります。ただしどちらかと言えば、漠然と使われます。）

　この点から古代漢方医学とは、いわば気血水医学であると言えます。

　内部環境は絶えず流動し、変動し続けます。

　このことは変動することによって、内部環境の良否も変動することを意味します。多くの場合は正常範囲以内の変動ですが、時には異常に至る場合もあると考えられます。特に末梢部分は中枢から離れて末梢に位置することや、外界の影響を受けやすいことなどもあり、この傾向が大きいと言えます。変動の状況によっては、例えば冷え、充血、凍瘡（霜焼け）、ひびわれ、あかぎれや下腿浮腫などのように、明らかな病状ないし疾患として表面化する場合があります。

　このような考察から、内部環境自体が絶えず変動し、その流れの良否に伴って、生理機能も変動し、良い時もあれば悪い時もある。そのように理解することができます。この場合の生理機能とは、流れ自体の良否や強弱を指すだけではなく、その変動の結果が周囲、つまり固定的な組織に対して与える影響を含めた表現です。

　固定的な組織は、個々それぞれ独自の形態や性質を有します。もし

それぞれに何らかの良否があったとしても、特別の場合を除けば、全身から見れば、その限局された部分としての性質に終始する場合が多いと言えます。

これに対して流動性成分はそれ自体が、全身に共通する成分です。さらに固定性成分にも直接的な影響を与えることから、その意味でも流動性成分が、人体状態を左右する全身性の要因であることが理解できます。

体質には様々な理解の仕方があります。

体質の原因や要因は、一般に遺伝や環境に求められます。遺伝は身体の最小単位であり、全身に共通する細胞レベルにおける出来事です。また環境も全身に関わる要因です。

ここでは体質の考え方として、全身に関わる性質であり、全身に共通する性質であること。そしてその良否が人体状態の良否に影響を及ぼすことを挙げておきます。

そこで内部環境の実態である血液体液システム、即ち漢方医学上の気血水システムを、体質を規定する一つの要因として扱うことが可能です。このように捉えることによって、漢方診療によって気血水システムを改善することが、体質を改善することに直結します。

漢方医学の理論上症状や疾患の原因は、人体の基本システムである、陰陽五行気血水が失調を来たすことに求められます。

つまり陰陽の均衡が崩れ、五行が調和を欠き、気血水に異常が発生する状況が原因となって、症状や病状、疾病が発生します。逆に陰陽の均衡は五行の調和によって整い、五行の調和は、気血水が全身を順調に循環することによってもたらされます。このように気血水の流れが、陰陽五行の実質を左右する大きな要因を占めます。

したがって全身の気血水システムの流れを改善すれば、五行が調和

し、陰陽が相和して、人体の内外全身の状態が整うことになり、そのまま体質の改善に直結します。後述するように、このような漢方診療を行なうことが可能です。

§4・2　虚証体質の考え方

虚証体質の実態と虚証という病態とは同一です。

体力とはエネルギーのこと

　ここで虚証が疲れやすいこと、体力の低下などを特徴とするため、その直接的な原因が、いわゆる体力不足にあることが理解できます。
　これを人体が物質構造物である点に着目すれば、次のように捉えることができます。
　体力とは人体という物質構造物に、動きや動作や活動を与える力です。換言すれば直接的には、物質構造物の構造を作動して、その機能である動きや動作、活動などを発揮させるエネルギーを指すことが理解できます。
　例えば筋力や足腰などの力を考えた場合、もし同等の骨格や筋肉であるならば、これに作用するエネルギー量が大きければ大きいほど、そしてその効率が良ければ良いほど、筋骨格系としての大きな力を発揮することが可能です。またその供給量が多ければ多いほど、疲れにくいと言えます。(ただし限度があります)
　このように見れば日頃から体力不足を訴える場合、日々の生活や日常の社会生活などにおける、平均的な活動量に対応できるだけの、必要十分なエネルギーが不足することを示します。

人体は物質構造物であると同時に、生物であり自然存在ですから、同じ人間であり同じ人体であっても、その全てに個人差や個体差があります。体力つまりエネルギー量自体にも個体差があり、エネルギー量が大きい個体もあれば、小さい個体も存在します。

二つのエネルギー

人体の自然観察から、人体を作動するエネルギーには、二種類のエネルギーが存在します。

飲食物から摂取する外因性エネルギー（後天の気）と、元々両親から受け継いだ、命である内因性エネルギー（先天の気）の二つです。

両エネルギーの内、どちらがより根源的かと言えば、生存の原理であり、生存自体を可能とする、第一エネルギーとしての命、即ち内因性エネルギーであることは明白です。

外因性エネルギーは端的には消化器官系の働きを通すことによって、その発生が可能になります。したがって同器官系の機能の良否によって、外因性エネルギーの発生量が異なってきます。

消化器官系とは生存の始まりである受精卵が、卵割を繰り返し、臓器を形成する過程で、人体の内部で後天的に出現する、具体的な組織や臓器の一つです。先天的なエネルギーである内因性エネルギーは、その性質上これらの生殖器官の機能や受精、卵割、そして全ての組織や臓器などの器官形成に直接関わるエネルギーです。そのためこのエネルギー量が大きければ大きい程、その働きが大きければ大きい程、消化器官系を始めとする、各種の性能が良いことに繋がります。その結果消化吸収能力や、エネルギー発生力が大きくなります。

つまり後天的な外因性エネルギーの発生力は、先天的なエネルギーである、内因性エネルギーの量ないしその働きの大小に、大きく依存

することになります。一般的に考えれば遺伝情報に依存しますが、内因性エネルギーは外因性エネルギーを含めて、身体的な特徴ともなる身体自身の大小や、内外の各種の能力などの強弱を規定する一大要因です。

二つの体力

　これを体力という表現を用いれば、それぞれのエネルギーによって発揮される体力が二種類あり、その拮抗状況（陰陽のバランス）に応じて、人体状態が左右されることを示します。

　既に述べたとおり、一般に体力には活動体力（行動体力）と防衛体力の二種類の体力があります。本書の考え方に立てば、主として昼間覚醒時の活動に使用される体力が「活動体力」であり、外因性エネルギーのことです。

　これに対してもう一つの体力が防衛体力ですが、免疫力などの防衛だけではなく、もっと広汎な体力を包含する体力です。人体状態を正常かつ最適な人体状態に維持する、内因性エネルギーのことです。古来生命力などと呼ばれる、人体全体にとって、基本となる体力を指します。内因性エネルギーに関連して言えば、「生存維持体力」となります。ここでは「基礎体力」と呼ぶことにします。

　このような考え方の裏には、体全体を動かして行なう、活動に必要な体力とは別に、この背後にもう一つ活動を支えるような、何か別の体力が存在するのではないか。そのような考えを認めることができます。

　「体力というものを考えた時、活動体力あるいは行動体力は、それなりに直ぐ納得が行く。確かに動き回るためには、それだけの体力が

必要である。でもそれだけではない。」

　そのことに誰もが気付きます。同時にその実態を一言で把握することが、相当困難であることにも気が付きます。この体力とは、活動の背後にあって、体自身を奥深くから支えるような、そんな体力ではないのかと思われてきます。その意味では今述べたように、防衛体力という呼び方が相応しいとは必ずしも言えません。この用語で、果たしてその全貌を十分に語っているかと問えば、それは疑問です。

　この防衛体力という呼び方が命名された経緯を忖度してみると、まず最初にこの体力の全貌を、敢えて一言で表現しようとすれば、生命力などという旧来の表現に落ち着きかねません。しかし現代科学的な立場から、生命や生命力などという、従来の概念や呼び方は、既に葬られてしまった後の時代の話です。そのような表現を用いることは非科学的な話であり、到底不可能です。時代に逆行します。

　以上のような思考や論議を繰り返す中、当時華やかな話題の一つとして登場した、免疫力などを念頭に置きつつ、その一面を代表させる形で、現代に見合った名称として、採用された呼び方であることが窺えます。

　本書ではこの体力を基礎体力と呼ぶことにしますが、いずれにしても表面的な何らかの生理機能を指すだけでは十分ではありません。

エネルギーにおける陰陽

　人体を物質構造物として捉えれば、体力がエネルギーによって発現すること、その大小によって、その活動力が大きく規定されることが分かります。

　体力の元となるエネルギーには、二種類のエネルギーが存在すること。それぞれが飲食に由来する外因性エネルギー、および古来命とし

て伝承されて来た内因性エネルギーであること。後者の内因性エネルギーが、人体にとって根源的なエネルギーであり、その大小がそれ以降の個別の働きの大小に、直接的な影響を及ぼすことなど。

　動的な物質構造物という点から、自動車の仕組みと比較してみます。

　自動車のエネルギーシステムは二つに分かれます。車にとって、第一エネルギーであるバッテリーから流れる電気が内因性エネルギーに該当し、ガソリンを注入してエンジンから発生する馬力が外因性エネルギーに相当します。

　以上度々述べてきたことです。

　私達人間が昼間動き働き活動することを、「人体の立場」で考えてみると、次のことに気がつきます。

　体全体を使って何かをすることは、飲食物から入って来る力を使って、体全体を動かすことですが、それだけではありません。

　作業に直接必要な筋肉や頭脳などはもちろんのこと、それだけに止まらず、直接的間接的の差はあるものの、体の内外その全てを挙げて、その作業に従事することです。全身隅々くまなく、その作業に使われることを意味します。

　仮にその内訳を分けて考えてみると、まず直面する作業を直接担当する器官や器官群があります。これ以外にこれらの陰でこれらに連動し支える形で、二次的に作用するその他の器官群、そして最後に何よりも生存維持という、一般的根源的な生理現象を継続する作用があります。

　これらの器官群が全身を挙げて、特定の作業という状況に向かって、一斉に従事することになります。特定の作業に直接従事する組織臓器だけではなく、全身の全てがそれぞれに応じて、活動とともに活発化します。

このことから生存環境において人間として何かをすること、体全体を使うことは、活動体力を消費するだけではなく、体の内部も消費されることが分かります。このことは人体自身から見れば、対外的に何らかの成果を挙げることができますが、その反面で対内的にはその内部全体とこれを維持するシステムが消費され、自身を消耗させていくことを意味します。その結果疲労が発生し、最終的に活動不能な状況（睡眠）に突入します。

　このことから活動体力（外因性エネルギー）は、体全体を外部に対して動かす、人間としての何らかの活動には不可欠です。しかし活動に伴って発生する、体自身のいわば内部の消耗に対しては、最終的に見れば、何らの効力も発揮することはないことになります。その途中経過で、幾ばくかの好影響を与えることがあったとしても、最終的には何の役にも立たない。むしろ内部を消耗させても、否消耗させつつ、その目的である活動を果たさなければなりません。したがって内部の消耗を促進するだけの効果でしかありません。

　少なくともこの点だけを見れば、飲食に由来する外因性のエネルギーは、体自身の維持には全く役に立ちません。つまり空腹では力が出ないため、食べれば活動体力が出てきますが、この活動用のエネルギーは、体自身のメンテナンスの役には立たないことになります。

　このことは活動用の対外的なシステムと、人体自身を維持する対内的なシステムの両者が、全く異なるシステムであることを指し示します。

　少なくともこのような異なる、二種類の全身性システムが存在しなければなりません。

　飲食物が人体自身の構造上の維持にも必要なことは理解できます。しかし機能上の維持には役に立たない。

もし外因性エネルギーによって、この二種類のシステムが同時に作動するのであれば、おそらく人体の生存の実態が、今とは違った実態になると考えられます。少なくとも疲労が発生することはほとんどありません。そこで外因性エネルギーだけでは、早い話、「体がもたない」ということになります。大食いを続ければ、その結果必然的に疲労から免れるというわけでは決してありません。疲労が発生しなければ睡眠も不要です。

　これを二種類の体力即ちエネルギーについて考えてみると、両者のエネルギーが同時並行的に使用されながら、生存の意義を果たします。
　体全体を動かして、昼間活動に要する体力には、主に外因性エネルギーが使用されます。昼間の活動とは、生存の意義を遂行することであり、これを直接的に果たすのが、外因性エネルギーに基づく体力です。
　同時にその背後で、消費されていく人体自身の消耗を少しでも防ぎ、活動ができるだけ円滑に捗るように、これを支える体力が別に存在します。

　なぜならば一日の終わりである夜に、疲労困憊の結果陥った活動不能状態を、翌朝活動可能な状態にまで、再び回復させるメカニズムが働かない限り、人体として再び目覚めて、翌日を迎えることがないからです。
　この回復のメカニズムを作動する力は、飲食に由来する外因性エネルギーではありません。少なくとも直接的に関わることはありません。先ほども述べたように、この外因性エネルギーによって、疲労が解消するならば、元々疲労など発生しないことになるからです。
　他方疲労からの回復を司る体力とは、人体自身を絶えず健全に維持

する働きであることが理解されます。そしてその性質上、夜間睡眠中のみならず、一日を通して作用し続けます。人体自身から見れば、外因性エネルギーよりも、もっと本質的な体力であり、人体の生存にとって、その仕組み上不可欠の存在であることが分かります。この体力が存在しなければ、人体はその仕組みそのものが成立することはありません。

　この体力とは、主として維持システムを司る内因性エネルギーが発動する体力です。

　体自身を支える維持システムが、ダウンしていく過程およびその最終的なダウンが、疲労とその進行する一連の過程であり、最終的な姿が睡眠として表現されます。

　この両者の関係を洞察した結果、漢方医学上、この二者の体力を相対立する一対の働きと見なし、人体における最も根幹となる陰陽として扱います。

　その最大の理由は、人体を物質構造物の観点から捉えた時、これを作動する唯一の要因がエネルギーであること。(つまりエネルギーが作用しなければ、人間の形をした、人体というただの人形と変わりがありません。)

　生存の意義である活動から見た時、これを可能とする人体状態は、絶えず変動します。人体状態の良好度にとって、一部を除けば外因性エネルギーはマイナス要因として作用し、他方内因性エネルギーはプラス要因として作用します。人体状態は両エネルギーのバランスによって大きく規定され、かつそれぞれの消長とその関係性によって大きく変動するからです。

　この変動の直接の原因は、両者の供給様式が決定的に異なることにあります。

外因性エネルギーは飲食物に由来するため、一般には飲食を続ける限り、エネルギーの供給が可能です。また活動量に依存して消費されます。したがって活動の状況に伴って、その供給量も消費量も大きく変動します。その結果気血水システムを大きく変動させる要因となり、そこからさらに異常が発生する、直接的な原因となります。
　これに対して内因性エネルギーは生存を確保するエネルギーであり、生存のリズムである日内変動を直接受けて、睡眠中にのみ限定的に供給されます。（その他に昼間にも、何らかの供給が可能な状況がある可能性を否定できませんが、睡眠中ほどの決定的な供給が為されるわけではありません。）
　この供給に制限があること。また維持システムに対して長時間にわたり、継続的に安定して供給できることが求められます。したがってその性質上、むしろ外からの影響を受けることは少ないと考えられます。その分比較的安定して、平均的に供給されます。

　このことは日内変動としての気血水システムの変動に、それなりに対応しつつも、これらの対応にも自ずから限度があり、特に外因性エネルギーに基づく変動に対して、常時十分に対応するわけではないことを意味します。
　ここで活動システムの機能は、主として外因性エネルギーによって発揮され、他方維持システムの機能は、主として内因性エネルギーによって発現します。
　これらのエネルギーの流路である気血水システムは、活動すればする程、大きく変動し、その過剰な変動によって、気滞などの各種の異常が発生します。ところがこれを改善し解消する、維持システムの能力に制限があるため、今述べたように気血水システムに生じた異常を、その都度完全に解消できるわけではありません。

維持システムを作動する内因性エネルギーの供給は、意識の覚醒を以って終了するため、その日一日の活動に対する、その一日量が、覚醒時に予め決定されます。その結果その使用に制限が生じます。おそらく活動当初は潤沢に存在しており、ある時点までは、活動が発生する疲労を、即座に十分解消することができると考えられます。その間は活動、維持の両システム自体も十分に維持され保全されます。
　しかし内因性エネルギーが消費されて、その残量が漸減していけば行くほど、この能力も低減して行きます。
　その一方で一般には活動が進めば進むほど、その集中度も増し、ある時期までは、活動量が増大していきます。これに伴って朝活動の始めには整っていた、気血水システムにおける、両エネルギーの陰陽バランスが崩れていきます。気血水システムを正常に維持する機能も、維持システムの働きであるため、気血水システムに一旦発生した異常が定着し始めれば、夜に向かってさらに増悪していきます。

　元々漢方医学とは気の医学であり、気が基本的にはエネルギーを指し、太極から表れた気エネルギーが陰陽（陰の気と、陽の気）に分かれて万物を生じます。
　したがって陰陽という用語は、本来気（気エネルギー）について用いられた表現です。
　これを人体の仕組みから、人体自身のエネルギーに対して応用すると、外因性エネルギーと内因性エネルギーが、人体の仕組み上の根幹を形成することが分かります。これまで述べてきた、人体の様々な局面から、この陰陽こそが人体の仕組み上の根幹を形成する陰陽であることが判明します。

虚証における気血水システムの異常とその変動

　虚証の本質は体力不足にあります。

　体力はエネルギー量に依存するため、虚証であれば全身を満たす気エネルギーの全体量が少な目ということになります。つまり漢方医学上、生来全身性の気虚が常に存在します。

　虚証は一般的に脾胃気虚、腎虚として表現されます。

　脾胃気虚は消化吸収力が低下しており、このことは消化器官における気エネルギー（後天の気）の発生力の衰退を意味します。腎虚は老化などに伴い、腎における気エネルギー（先天の気）の供給力が低下する病態です。

　虚証は症状の如何に関わらず、この両者が併存しており、したがって気の流量も減少してその流れも弱くなり、その結果滞りやすく、気滞が発生しやすくなります。これは虚実を問いませんが、気の流路である経絡に対して、気の流量が不足したり過剰になれば、気の流れが滞り、部分的に気が密集し、その密度が濃くなって気滞が生じます。

　気滞は気血水システムにさらに新たな異常をもたらすため、気血水システム全体の劣化を増悪させる要因として作用します。発生した気滞は、全身の気血水システムのそこここに、瘀血や血熱、水滞や乾燥、末梢性の気虚や、流れの中断などが出現させる要因です。さらに活動が続くことによって気エネルギーの流量が増加し、一旦生じた気滞が成長を続けることも多く、これに伴ってその他の異常もますます増幅されて行きます。

　気滞の発生部位が気システムの中枢に近ければ近いほど、気血水システム全体に対する影響が大きくなります。

　気滞の内、脾（消化器官）から発生する後天の気は、上腹部から胸

部を通って全身に運搬されますが、この領域は発生源の直後に位置して、流量が最大となるため、体内最大の気滞を形成します。この気滞を胸部気滞と呼びます。最大の臓器である肝臓が存在することも、この気滞が形成されやすい一因です。気滞が増大すれば体表に限局することなく、体内部まで侵入し、時には肝臓や横隔膜やその近辺の臓器などに発生した部分的な気滞などとも融合し、奥深く蔓延する大きな気滞にまで化すると考えられます。

　虚証では胸部気滞が常在します。
　その理由は小柴胡湯の主薬である柴胡が、胸部気滞を解除すると考えられるからです。
　虚弱体質の幼児が小柴胡湯を長く服用する内に、体力が増し、風邪などを引きにくくなって、体質が改善されることが知られています。
　同薬剤の主薬である柴胡はその作用上、解表薬に分類されます。その解表作用が全身に及ぶ可能性を否定できませんが、その著しい特徴は胸部気滞を強力に除去することにあります。
　柴胡を含有する柴胡剤は、胸脇苦満を目標に処方されます。身体所見として表現される胸脇苦満は、この付近の筋肉が何らかの形で異常に収縮することによって生じると考えられますが、この異状に対して柴胡が著効を示し、胸脇苦満やこれに随伴する症状を改善します。このような効能から柴胡が上腹部から胸部を中心とする気滞、つまり胸部気滞を改善すると理解されます。胸脇苦満が強ければ強いほど、時には強弱に関係なく、気滞が体表の胸部だけではなく、腹腔胸腔などの内部にまで波及しています。あるいは気滞が長期にわたって存在することを示唆します。
　また柴胡の配合された漢方製剤を一覧すると、消化器や呼吸器など人体前面に生じる症状を軽減します。つまり前面に生じた気滞、おそ

らくその大半が胸部気滞とその関連であると考えられますが、これらを解除して前面の気の流れを改善することを示します。

　気システムの発生源の直後に位置する気の流れは、気システム全体の流路の始まりであり、かつ最大の流れを形成して、気システム全体の流路における中枢であると捉えることが可能です。
　したがってここに生じた胸部気滞は、それ以降つまり全身に対して多大の影響を与えます。
　逆に胸部気滞が軽減すれば、気血水システムの流れの始まりかつ根幹部分が是正されることに等しく、それ以降の気血水システム全体つまり全身に好影響を与え、そこここに生じた各種の異常が軽減され、気血水システム全体が活性化されて、体質の改善に直結します。
　以上のように虚弱児に生じた胸部気滞が、小柴胡湯によって解除されることによって、その体質が改善されると推測されます。虚弱体質には胸部気滞が常在すると考えられる理由です。

　虚証の場合、実証と比較すれば気エネルギーの流量が少ない分、生じる気滞は少量です。
　それは気の流れがそれ相応に低下しているからですが、逆に胸部に気滞が常在するほど、この流れが衰退していることを示すと把握することができます。つまり流れが弱ければ、その流れが途中で途切れがちになることもあり、その部分で小さな気滞を形成します。さらにその小さな気滞でさえも、流れの勢いのままに、流し去りながら解消することすら望めません。
　つまり気の流れがある範囲以内で、それなりに速く強大であれば、その力で気滞は自然に消失します。ところが虚証では流れる力がそれ以下で相当に弱いため、一旦生じた気滞は、少量ながらも継続的に定

着します。自然に解除されることは少なく、生活状況などによっては、かえって増大して行きます。さらに想像を逞しくすれば、定着した気滞がその密度を増す内に、しだいに粘着したり固着したりする傾向をもつのではないかとも考えられます。

　小さな胸部気滞ではあっても、流れの始まりを阻害するため、その先の末梢つまり全身の末端まで十分な気が運搬されず、全身性の気虚が一層進行します。またさきほど述べたような各種の異常が、さらに進展していき、体力不足以外にも様々な症状が出現してきます。

　虚証に限りませんが、活動に伴って生じあるいは増大する気滞とともに、気血水システムの各種の異常が進展していき、一日の終わりにはほぼ全身に蔓延してしまうであろうことが推測されます。
　気は全ての組織や臓器の働きを発動する力（エネルギー）であるため、不足すればそれだけ、各種の機能が低下する要因になります。
　遂には気血水システム全体としての機能が低下し、少なくとも活動に対して、十分に機能しなくなります。これに伴って活動に要する、全身の様々な生理機能が衰退します。これが気血水システム上に展開され、夜に向かって次第に増悪していく、疲労の実態です。
　虚証では一日の終わりに生じた特に胸部気滞が、睡眠中に完全に消失するほど改善されることは少なく、時にはかえって増悪することもあるのではないかとも推測されて来ます。このことは虚証としての病態、症状がますます進行し悪化していくことを意味します。
　以上のような要因が重なって、虚証という病態が体質として定着し、さらに様々な病状を随伴しやすい原因と化していきます。

　虚証という体質ないし病態の実態は、全身性気虚と気滞であり、これに伴う気血水システムにおける各種の異常です。

これまで述べてきたことから、虚証では、第一義的に内因性エネルギー（先天の気）の量ないし働きが、平均から見れば少ないタイプであることが理解されます。

仮に身長や骨格などの構造や構造要素が物理的に同じであったとしても、供給されるエネルギーが大きければ、あるいはその働きが大きければ、その能力が高く、小さければその能力が低い傾向になります。

そこで疲れを解消して、人体自身を健全に維持する力も不足傾向にあります。かつ第一義的なエネルギーの影響を受けて、後天的な外因性エネルギーの発生も少なく、したがって両者を合わせた、人体全体のエネルギー量が不足しやすく、内外の体力が不足しやすい体質です。

内側の体力とは、内臓諸器官を始めとする、人体自身を形成する、様々な組織や臓器の生理機能の能力の全てを指します。また外の体力とは、外側の生存環境において、体全体を動かして従事する、人間としての各種の働きに使用する体力を指します。

虚証では体全体の活動度との関連から、体温も低めに設定されると考えられ、内因性エネルギーが少なければ低体温となりやすく、あるいは日頃から冷えやすい傾向にあります。

気血水システムにおける虚証の原因とその進展を追えば、次のようにまとめることができます。

（1）第一義的に先天の気の供給力が生来低下している、あるいは低下する
（2）その結果後天の気の発生力も低下する
（3）その結果胸部気滞が常在する
（4）その結果気血水システムに、各種の異常が発生しあるいは発

生しやすくなる
（5）以上が次第に悪化していく

　したがって脾胃気虚としてのみ把握される場合であっても、脾胃気虚に対する治療のみを以って能事足れりとすることなく、その背後に潜在する腎虚を補正して、全身のパワーアップを図り、同時に気血水全体の流れの異常を除去して、全体を活性化することこそが、治療上の眼目です。

§4・3　虚証体質の診療

診断

　虚証体質の場合受診の動機となる主訴はともかくとして、疲れやすい、倦怠感がある、体力不足を感じる、元気がないなど、体力の低下を中心に、あるいは背景に置いて受診します。
　これらは生存や活動にとって、その前提となる体力、即ち基礎体力（本質的には陽の力＝腎の力、生存維持体力、生命力。引いてはこれに伴う陰の力＝脾の力、活動体力を含めた全体力。）が不足することを表します。
　体力低下を主訴として受診する場合以外は、様々な症状を抱えて来院します。
　中には多彩な症状を訴える場合があり、判断に迷うことがありますが、要は体力の低下を伴っているかどうかを見極めます。

　典型的な例は、年齢や男女を問わず、次の三つないし四つを兼ね備

えています。つまり基礎体力の不足傾向は次の四つに表れます。

　（1）脈が細く弱い
　（2）腹力が弱い（特に下腹部を上から押圧すると、抵抗なく凹む。）
　（3）血圧の上が100以下（時には80あるいはそれ以下、高くても
　　　100前後、あるいは110以下）
　（4）冷え性か低体温（あるいはその両者）

　虚証か否かの診断は症状の他に、顔色が白い、痩せぎす、小声など外観等からも下せますが、脈診や腹診によって明らかになります。
　虚証であっても、運動、ジムなどでふだん鍛えている場合、腹力が弱いとは限りません。
　血圧が常時100以下の場合は虚証と診断されます。特に冷えや低体温が明らかであれば確定できます。血圧が110以下ではあるけれども、100を越える場合は典型的な虚証に比べて、体力がややあると判断されます。
　冷えの有無がはっきりしない場合は、寒がりか熱がりかなどを尋ねます。時には腹部だけに冷えを認めることがあります。普段の体温を確認します。
　その理由は分かりませんが、例えば運動や出産などを切っ掛けに、体質が変化して冷えが解消したり、血圧が上がる人がいます。このように受診時に虚証を強く示唆する症状や所見を欠く場合でも、十代後半の若い頃の体調を尋ねることによって、元々は虚証であることが判明する場合も少なくありません。
　学生時代部活動などで運動やスポーツをしていたかも尋ねます。虚証の多くは運動歴がありません。時には「運動していた時の方が体調が良かった」などということも、珍しくはありません。虚証でも運動を

長く続けることによって、足腰が鍛えられ、冷えなどを感じなくなることがあります。多くの場合長い間には睡眠不足が続いて、虚証であることが判明します。

あるいは過剰な程の運動やストレスなどがなかったか。これは年代や実虚を問いません。若い時旺盛な体力であっても、ある時期から急に虚証に転じることがあるからです。

虚証の典型的な例は二十代前半の女性に多く認められますが、男性にも散在します。若い時代は脾胃気虚などの形をとることが多く、年齢とともに、腎虚が明らかになります。

一般に虚証としての症状は、朝よりも夕方から夜間にかけて、増悪する傾向があります。経時的な基礎体力の減少を示唆します。

元々虚証体質や虚証傾向ではあっても、身体能力に恵まれて、小児期や中高生時代から始めたスポーツが身について、長年スポーツにいそしむ人もいます。

その結果一般に足腰に筋力がつき、疲れにくさなどが目立たなくなり、体質が強化されていく可能性があります。このような場合自覚的な冷えや低体温、100以下の低血圧などを呈するとは限りません。

ただしこのような例であっても、生来の体質が虚証であれば、脈が細く、腹力も弾力を感じさせるほど強くはなく、血圧も110前後です。あるいは自分では冷えを感じることがなくても、他人から足が冷たいなどと指摘されることがあります。時にはお腹が冷えやすく、あるいは下痢傾向にあります。特に女性の場合スポーツレディーではあっても、顔色が白く、声が小さいなど、外観上明らかに虚証を疑わせることがあります。

このように男女を問わず、様々な形で虚証としての特徴を留めている場合が多いと言えます。

さらにある程度の体力が付いた場合であっても、特に社会生活を送る中で、体力に物を言わせて、過労傾向に陥ることがあること。スポーツに熱中すれば、足腰を酷使すること。仕事などから来るストレス。出産や育児など。そしてこれらの上に睡眠不足や不眠などが重なると、おそらく基礎体力が低下していくと考えられ、やがてそれまで目立たなかった、生来の虚証傾向が表面化して来ます。

虚証体質として治療する対象を、便宜的に、次の四つのグループの年代に分けて把握することができます。漢方診療の方針はいずれも変わりありません。

① 十代半ば
② 二十代前半
③ 四十代前半
④ 六十代以降

十代

中学生や高校生の中には、夏の猛暑の後、新学期に入って体力が低下したことに気が付き、漢方外来を受診することがあります。

夏の間熱中症などに至らぬまでも、いわゆる夏バテするタイプです。基礎体力が少なく、いずれ社会に出た後などに、体力不足に気が付きます。

また小さい頃からスポーツに熱中し、気が付かない内に基礎体力を失って、朝起きるのが辛くなり、それまでの普通の学校生活を送ることがむずかしくなることがあります。おそらく足腰の力を使い過ぎてしまう場合に起きると考えられます。基礎体力（陽の力）は足腰背中の力にも大きく反映されますが、基礎体力を使い果たして、背筋背骨

がぐんにゃりと曲がり、上半身を垂直に保つことができず、姿勢そのものが失われてしまいす。

二十代前半

　成人し社会生活に入り仕事の労働やストレスなどから、体力が低下して来たことに気付き受診します。中には就業後猛烈に仕事に集中し過ぎたため、体力が大きく低下する場合があります。
　その多くは学生時代から虚証かその傾向にあったと考えられます。またこの時期に問題がなくても、先々夜勤や出産などを切っ掛けにして、体力の低下を感じるタイプです。

四十代前半

　早ければ三十代後半から、以前のように仕事に熱中することができなくなり、受診することがあります。この中には二十年近く、一日中パソコン作業に従事する例が含まれます。
　いずれも、「もう若くはないのかな」と基礎体力の衰えや、長年の疲労を感じています。
　あるいは出産などを契機に体力の衰えを感じて受診します。

六十代以降

　背景には年齢的な基礎体力の衰えがありますが、現代医療や健康診断なども活用しつつ、漢方診療も併用できないかと受診します。

§4・4　治療の方針

　陰陽五行の実質が気血水にあるため、実際には全身の気血水システ

ムに生じた異常を改善します。

　気血水が順調に運行することによって、調和のとれた陰陽五行へと整って行きます。

　改善には気血水システムの整備と強化の、二つの面が存在します。

　整備とは気滞などを除き、気血水システムの流れを正常化する作業が中心になります。強化とは気血水の内、特にその元となる気の流れを増強して、気血水全体の流れを強化します。

　虚証体質の治療方針は、気血水システムを整備するだけではなく、まず気エネルギーを増強して、気血水システム自体の流れを強化することにあります。

　中間証や実証であれば、普段の気血水システム自体が健全であるため、理論的には気血水の流れを整備するだけで、気血水システム全体が是正されます。

　一般に朝目が覚めて活動モードに入る、つまり昼間の生活が始まることによって、気血水システムに異状が徐々に発生し拡大していきます。この異状は普通は一晩の睡眠や折に触れての熟睡によって、自然に解消します。つまりその大半が生理的な変動の範囲以内の異状ということになります。

　ところが過労や過大なストレスなど、生活の状況によっては気血水システムの変動が大きく、時には激しくなり、この異状が本当の異常と化し、さらに長期にわたってこの異常が定着することがあります。これに伴って生じた各種の症状が病悩となって、生活を妨げるため、医療機関を訪れます。中間証や実証のように体力が温存されている場合は、基本的に気血水システムの流れの異常を除去し整備するだけで、症状が軽減します。ただしその前提として、生活の改善と熟睡が必要です。

この背景に相対的な体力の低下が存在しており、一時的にせよこの補正が必要であると判断される場合は、虚証体質に準じた治療方針をとります。実証の場合はもう少し複雑で、過剰気味となった体力を抑えなければなりませんが、これについては後述します。

　これに対して虚証体質であれば、日々の生活以前に、気血水システムの混乱の元々の原因がその体質にあります。
　虚証の病態は脾腎双虚であり、脾と腎の力が元々脆弱であることに起因します。その結果気血水システム自体に力がなく、普段から異常が定着し、かつ発生しやすく進展しやすい状態にあります。昼間の生活状況以前つまり目が覚めた時点で、気血水システムに既に異常が存在します。その基本となる症状は体力不足と冷えです。つまり治療は気血水システムに常在する各種の異常を除去しつつ、何よりもこの虚と寒の除去から始めなければなりません。この虚寒の原因こそが脾腎双虚です。
　脾腎双虚とは、気血水システムの根源である気システムに気エネルギーを供給する、脾と腎の力が過少であることです。そのため脾における後天の気の発生力を強化し、腎における先天の気の供給力を強化することから始めます。
　さらに脾腎の両者の内腎が上位にあり、元々腎が人体自身の根源であるため、何はともあれ腎の力を強化することが、虚証治療の第一歩です。腎の力を強化する生薬が補腎薬ですが、これにも様々な作用があります。
　脾の力は腎に依存するため、補腎作用だけでも脾の力が強化されます。しかし脾自体を強化する補脾薬も多数存在しますので、腎の次に、脾自体を目標にして、これを強化します。
　逆に脾胃気虚などの診断の下に、補脾薬だけの治療に止まれば、そ

の効果が十分ではありません。これに補腎薬を加えることによって、補脾作用が倍加されます。

また脾腎の力のみならず、冷えや低体温が存在すれば、気システムが安定しないと考えられ、気血水システムの脆弱さを解消したことになりません。

そこで散寒薬や温性の生薬を活用して、体全体をその芯から温めます。

このように脾腎を強化し、冷えや低体温を軽減して、気血水システム自体を強化し、安定させ、併行してそこに生じた気滞、瘀血、水滞など、各種の異常を除去し整備して、気血水システム全体を改善し活性化を図ります。

具体的には温性の生薬を中心に、補腎薬、補脾薬、気分薬（気システム改善薬）、血分薬（血システム改善薬）、水分薬（水システム改善薬）を含む方剤を選択し、気血水システム全体をカバーします。特に補腎薬、補脾薬、気分薬、血分薬を中心に、最終的にそれぞれ三種類以上含む組み合わせを目指します。水分薬は水システムに明らかな異常がなければ、血の延長と捉え、必ずしも拘る必要はありません。

全ての生薬が温性であるとは限りません。時には寒性の生薬も必要です。そこで方剤全体として温性であればよく、少なくとも冷えないものを選びます。生薬のより詳細な作用や性質を活用する以前の段階として、このような選択を試みることにします。

より具体的には補腎作用を有する方剤、補脾作用を有する方剤、そして気血水の流れを是正する方剤を中心に考慮します。

以上を簡略化するため、基本となる方剤を予め組み合わせて選択し、これを「基本処方」として定めます。さらにこれを応用し、時には変化させて、体質の改善を基本におきながら、多彩な症状や病状に

対応します。
　この治療方針の特徴を挙げれば、次の三つです。

（1）漢方医学の基礎理論である、陰陽五行気血水の基本を活用する。
（2）最初から病状に対応するのではなく、それ先立ち、まず陰陽五行気血水という、全身性の基本システムを活性化することが眼目である。
（3）次に方剤全体としての効能や効果を活かす。即ち証に基づき、あるいは各種の症状や、現代医学的な病名等に対する効能や効果なども活用する。

§4・5　基本処方

　基本処方は漢方上の基本システム（陰陽五行気血水システム）であり、全身を網羅する、腎、脾、気血水の全体をカバーして改善し、かつ冷えを軽減します。
　年齢的な変化を語るまでもなく、人体にとって第一エネルギーである命の働きが縮小すれば、基礎体力（生存維持体力）だけではなく、体力全体を失って体調を崩します。そこで何はともあれ、前項で述べたように、この中でもまず体力の大本である先天の気の働き、即ち腎の力を強化することが先決です。
　この考え方こそが本方法の骨子です。
　腎の力が強化されれば、これを根源として、それ以降の脾、気血水も自然に強化され、かつ冷えも減少します。さらにこれに加えて脾、気血水のそれぞれを、それぞれのレベルで個別に改善すれば、気血水

という全身の基本システムがなおのこと一層改善され、陰陽五行も是正されて、全身の生理機能が強化されます。その上冷えを解消すれば、気血水がさらに活性化されるだけではなく、その全体が安定します。

これらの総合的な作用によって、沈滞していた全身の生理活性や代謝も活発になり、体力が増強され、体調が安定します。その分各種の症状も自然に軽減し解消されていきます。

このように症状の有無や症状の如何に関わらず、陰陽五行気血水という、体質を担う人体の基本システムを整備して、体力を増強し、人体状態（広い意味でのいわゆる体調）を強化します。つまり体質を改善して、生存の質を高めます。

パソコンに例えれば、バグなどを取り除きながら、基本ソフトウェア（OS。オペレーティングシステム）を点検整備強化します。道路のメンテナンスに例えれば、道路の表面に生じた凸凹の一つ一つに対応するというよりも、その基盤を強化しつつ、全体を再舗装するという考え方です。

このような治療方法を実施することができれば、主症状の改善のみに止まることなく、全身に対する総合的な効果を期待できます。主症状に対しても、好影響を与えます。

基本処方は、次の二種類の方剤の合方です。

基本処方：八味地黄丸合十全大補湯（八味地黄丸 ＋ 十全大補湯）

八味地黄丸（地黄、山薬、山茱萸、沢瀉、茯苓、牡丹皮、桂皮、附子）

十全大補湯（黄耆、当帰、芍薬、茯苓、地黄、甘草、白朮、人参、桂皮、川芎）

基本処方の要は、腎の働きを強化する、八味地黄丸です。

　本診療の特徴は何をさて置いても、人体の根源である命（先天の気）、つまり先天の本である腎の働きを最優先して、強化することにあります。この場合の腎とは陰陽の陽に該当します。腎とは陽のことであり、陽側つまり背中に位置して、陽全体を司る器官として総称します。

　この腎の働きには、腎臓という泌尿器官としての個別臓器の役割と、五行としての腎と、陰陽五行の陽の働きの全てが含まれて来ます。その実態は不明ですが、広く捉えれば脳脊髄神経系などの中枢の働きや、生殖機能や足腰の力なども含まれて来ます。

　人体の根源である陽を改善することによって、基礎体力を強化し、ひいては体力全体を増強し、また全身の生理活性を高めます。

　本書では簡潔を求めて、特に陽としての腎の働きを中心に、全身の基礎体力を補強すると考えられる生薬の全てをまとめて、"補腎薬"とします。補腎薬は腎に帰経を有します。

　八味地黄丸は補陽剤に分類されます。補陽、助陽は、陽即ち腎の働きを補い助ける作用を指します。本剤は別名八味腎気丸、腎気丸と呼ばれます。腎気とは先天の気のことであり、その働きを改善し強化することが分かります。

　八味地黄丸の生薬組成の内、地黄、山薬、山茱萸が主薬、副薬を務めます。

　これらの生薬が腎の働きを向上させ、かつ腎虚を改善します。腎虚をより詳細に追求する立場もあるでしょうが、本書の陰陽五行理論に従えば、その実態は先天の気の不足を示す、全身性の陽虚であることが理解できます。

　陽の働きを改善する補腎薬は、一般には文字通り、補陽薬や助陽薬

に分類されます。

　しかしこれらの中には動物性生薬も多く、また植物性であっても、保険漢方製剤に使用される生薬はほとんどありません。助陽とは陽の働きを助けるということであり、陰陽の内の陽の力が衰弱した陽虚、即ち腎虚を治療します。腎虚の本質は陽虚です。この陽虚は腎に関連して、真陽不足、命門の火の衰えなどと表現され、一見哲学的な印象を与えますが、その言わんとするところは、人体の最も根源の働きである陽の力が衰亡することにあることが分かります。

　これらの内容を、本書で述べる太極理論と照らし合わせれば、この陽が、元々は太極から表れる陽に直結する陽であり、先天の気のことであり、平たく言えば命のことを指すことが直ぐに理解できます。

　古代においては、命こそが生存の原理です。

　八味地黄丸の地黄、山薬、山茱萸は、助陽薬以外に分類される生薬です。

　いずれも腎に帰経を有しますが、地黄は養血薬、山薬は補脾薬、山茱萸は収渋薬に属します。

　地黄は腎気丸の要です。生理不順、寝汗、足腰のだるさなど、腎虚に用いられます。この場合の地黄は熟地黄です。（生地黄は清熱涼血薬です。）

　地黄は特に胃弱の人達にとって、胃に負担を掛けることがあり、その場合は後述のように、別の処方を選択します。

　山薬は食欲不振や下痢などの脾虚にも使われ、また遺精などを呈する腎虚にも処方されます。脾腎双虚に対する要薬です。山茱萸は長く患って、元気がなく、基礎体力が低下した時の、寝汗、遺精、いつまでも続く下痢や咳などを目標に、つまり収渋薬として使用されます。

　いずれも分類上、助陽薬には属しませんが、その効能から、本書で

は補腎薬として一括します。その他杜仲、何首烏、蓮肉、牛膝、五味子なども、腎に帰経し、これに該当します。生薬の帰経は成書によって、時にやや異なることがあり、注意を要します。

　また沢瀉、茯苓で腎臓の利尿利水作用を改善します。

　この他に山薬、茯苓は補脾。地黄は養血。牡丹皮は血熱、瘀血、血流など、血システムを改善します。桂皮、附子には体を温める散寒作用があり、冷えを改善します。いすれの生薬も腎に帰経します。

　同じ名称であっても保険漢方製剤を組成する、生薬の種類や重量は、メーカーによって、異なることがしばしばあります。

　八味地黄丸は、特に地黄、附子の重量に注意します。その多少を使い分けます。例えば冷えが著明であれば、附子の一日の配合量が0.5ｇよりも、1ｇを選びます。胃腸がやや弱いと判断されれば、胃腸を傷めやすい地黄の含有量が少ない製剤を選びます。胃腸症状を欠けば、他を選びます。

　八味地黄丸と同じ方向性を有する方剤が、六味丸と牛車腎気丸です。本書では、この三者を"腎気丸"としてまとめます。虚実寒熱から、いずれかを選択します。一般に体質改善は虚証に対して行なわれるため、八味地黄丸か牛車腎気丸のどちらかを選択します。病状が身体上熱証を呈する実証では、六味丸を選択します。いずれにしても多くの場合、この三薬剤のいずれかを出発点に置きます。

　特にメーカーによって異なる、八味地黄丸の生薬量を使い分けることがポイントです。時には胃腸が丈夫であれば、生薬そのものを製剤化した八味地黄丸を使うことによって、より効果的な治療を期待する場合があります。八味地黄丸等で胃腸障害を伴えば、現代医薬品の中から、適切な健胃薬剤を併用することも可能です。

　牛車腎気丸は八味地黄丸に牛膝と車前子を加方した製剤です。

牛膝は活血化瘀薬に分類されますが、その帰経が肝と腎にあり、肝腎不足に使用されることから、補腎薬として捉えることが可能です。引血下行（生薬の作用を下降させる）の作用ももち、下肢、腰、膝の痛みや排尿困難などを目標に使用できます。
　車前子は腎にも帰経を有し、利水滲湿薬に属して利水作用をもち、浮腫などの水滞を解除します。また排尿障害、下痢、咳嗽、眼の疲れなどにも用いられます。また寒性で清熱薬でもあるため、牡丹皮の清熱涼血作用と相俟って、気血水の諸所に生じた熱を解消し、こじれた状態を改善します。
　その意味で牛車腎気丸は、八味地黄丸よりも、もっと虚した状態に頻用されます。
　いずれの製剤も地黄を主薬とするため、地黄の副作用によって、胃痛や胃部の不快感などを伴う場合があります。このため体質改善を諦める人も出てきますが、現代医薬品の健胃散なども使用して、副作用の軽快に努めながら治療を継続します。
　あるいは後で述べますが三者の腎気丸以外の別の漢方製剤に換えて、経過を見る内に胃腸症状が軽減されていきます。特に虚証体質は、最初から胃腸症状を訴えて受診する場合や、潜在的に胃腸が虚弱な場合もあるため、初診の段階から慎重を期します。

　基本処方のもう一剤は、十全大補湯です。
　本剤は気血双補の基本方剤です。後天の気の源である、脾の働きを補強し、かつ気血を中心に、気血水全体を改善します。保険上の制約なども考え合わせて、補脾作用と気血改善作用の、両方に対して効能を有する本剤を、もう一つの基本処方とします。
　十全大補湯の生薬の内、黄耆、茯苓、甘草、白朮、人参で、脾の力を改善します。このような生薬を一括して、"補脾薬"とします。当帰、

芍薬、地黄、川芎が"理血薬"です。理血薬とは、血システムを改善する生薬を総括する用語です。特に前三者は養血薬です。

茯苓と白朮は利水作用があります。

両方剤を合わせれば、八味地黄丸合十全大補湯（はちみじおうがん・ごう・じゅうぜんたいほとう）という合方になります。

この基本処方は、腎、脾、気血水の、ほぼ全体をカバーする、生薬組成になります。

生薬組成の簡単な見方として、それぞれに対する生薬が、三種類以上含まれているかをチェックします。それぞれの生薬の個性を活用する以前の段階として、その作用が、腎、脾、気血水の、どれに対応するのかを調べることから始めます。念のため、特に寒性の生薬には注意を払います。

この点から基本方剤の生薬組成に、やや弱点があるとすれば、気システムの流れを改善する、柴胡や厚朴、香附子などの理気薬を欠くことです。これに対しては先天、後天の両者の気の、発生力ないし供給力が強化されること。これに加えて血システムの改善効果が波及して、気システムも改善されていきます。

水システムについては沢瀉、茯苓、白朮が作用します。また腎全体として、その力が賦活化されます。そこで寝汗をかく、汗をかきにくい、夕方足がむくむなどの症状があっても、その他の虚証体質としての症状が明らかであり、特にそれだけを強く訴えなければ、水は気血水あるいは血水として一括し、気血の中に入れて薬剤を選択します。

全体として温性です。

なお保険漢方製剤に含まれる生薬には、神農本草経に上品として記載されているものが多く採用されています。これらの生薬は健康増強に優れ、かつ長く服用することができるとされています。

その一部として、人参、地黄、朮、沢瀉、黄耆、五味子、茯苓、大

棗、牛膝、車前子、独活、木香、薏苡仁、細辛などが含まれています。

　この基本処方を服用すれば、虚証体質の多くが改善され、虚証傾向の多くが軽快します。あるいは自律神経失調症等の症状が改善されます。

　随伴症状は特にないけれども、日頃から体力不足を感じて、易疲労感、倦怠感などが著明な例。あるいはこれまで体力不足という自覚もなく、これといった不定愁訴もないけれど、仕事などで結構な労働が続く、多忙であるなど。疲れがなかなか抜けず、軽度の虚証や虚証傾向にある場合、この基本処方で解決することが少なくありません。年齢を問いません。

　また漢方薬の選択に迷う場合など、本処方で経過を見ることがあります。

　両者とも一日量を合方します。服用し辛ければ、適宜量を加減します。

　一般には二週間前後の服用で、多くの場合様々な反応があります。

　疲労感が軽減した、体が楽になったという実感が、本漢方診療の特徴です。その他にも尿や便の出が良くなった、眠れるようになったなど、様々な反応があります。

　多くの受診者は悪い症状から話を始めますので、そこで話を終えず、様々な角度から改めて問診を進めます。主症状だけに限定せず、良い反応、悪い反応、思い掛けない反応など、できる限り多くの情報を得るよう努めます。特に初診の次の受診時には、色々な角度から尋ねるようにします。また時には問診の途中で、これまでの経過や、若い時や幼少の頃の生活状況などを、もう一度確認し直すことも必要です。

場合によっては効果を全然感じない場合もあります。現実生活の中に大きな問題を抱えている場合。毎日が多忙である、一日中動き回る生活、あるいは緊張が続く生活。睡眠が不足する場合など、その効果を実感することがほとんどありません。また期待が大き過ぎる、特定の症状のみに拘っている、思い込みが強いなど、人それぞれの受け止め方や、その時々の心理状態や、生活状況などによっても左右されます。昼夜が逆転した生活も、漢方診療に多くを望むことができません。これらの大半の漢方診療が、いずれ中断してしまう可能性が高いと言えます。

　このように特に全身を対象とする漢方診療は、治療上、日々の生活習慣や生活状況が一つのポイントになります。
　そこで初診の段階で、生活背景やこれまでの経過など、各自のプロフィールをある程度把握することが重要です。既婚の女性に限りませんが、出産の回数や安産だったかどうか。子育ての状況なども尋ねなければなりません。仕事などについても同様です。
　またこれと並行して、人体の自然な仕組みについて語ることが、もう一つのポイントです。時々自分の体調に気付き、体の自然な仕組みを、ある程度実感をもって感じる位になるまで、繰り返し語る必要があります。
　要は「疲れたなと感じたら、どうしますか？」、「折に触れて、ぐっすり眠っていますか？」
　これだけのことです。難しい話ではありません。
　もちろん以上は基本処方のみに関することではありません。
　最後に疲れやすさや体力不足があるけれども、例えば胃腸症状や月経前症候群などの特定の症状を強く訴える場合は、基本処方を応用する形で、処方構成を変化させていきます。もう一剤追加したり、時に

は基本処方自体を変法しながら、あるいは両者を併用しながら、これらの症状にも照準を合わせつつ、体質の改善を基本目標に置いて、以下のような漢方治療を展開します。

§4・6　代表的な処方例（基本処方の応用）

　ここからは基本処方の応用です。
　体力不足だけに止まらず、主訴等にも対処する方剤を追加して、さらに幅広く漢方診療を行ないます。
　本漢方診療の一般的な留意点として、特に複数の薬剤を合方し併用するため、甘草や附子などの特定の生薬については、過剰投与にならぬよう、慎重を期します。後は従来の漢方診療と変わりません。ただし特定の症状や疾患に対する直接的な処方に止まらず、体質改善を中心に置く診療になります。（より具体的な内容については、拙著「古代漢方医学入門（たにぐち書店2013）」も参照して下さい。）

〈基本処方＋芎帰調血飲〉
　芎帰調血飲（きゅうきちょうけついん）の地黄は腎。白朮、茯苓、大棗、生姜、甘草は脾。陳皮、香附子、生姜、烏薬（うやく）は気。当帰、川芎、牡丹皮、益母草（やくもそう）は血。白朮、茯苓は水。
　芍薬を欠きますが、全体の薬効はその名の通り、当帰、川芎を主薬に多数の理血薬を擁し、どちらかと言えば血を中心に、気血を整えることが目的です。補脾効果も期待できないわけではありませんが、強力な人参や黄耆を欠きます。
　何よりも温性生薬が多用されており、強い散寒効果が期待できます。全体として慢性に経過する体力不足、あるいは急激に起きた体力

低下に対応します。多くの場合、冷えを伴います。

　冷えが改善され、血液循環が良くなれば、気の流れも安定します。いわば病状がこじれてしまい、気血水システム全体が沈滞した状態を打ち破る作用を有します。しかしこのような病状の背景には腎虚が存在します。これに伴って潜在的にしろ、元気がない、食欲がないなどの脾胃気虚があります。

　地黄を除く場合は、芎帰調血飲を温経湯などに換えます。

　したがって補腎補脾作用を有する基本処方に合方すれば、慢性に経過する各種の病状が改善していく、大きな切っ掛けを掴むことができます。

　全体として、強い冷えや低体温を伴う虚証に有効です。体力不足、出産後、月経前症候群、浮腫など、広く応用が可能です。

　このような処方によって、低体温の人であれば、時には体温が0.5℃近くまで、上昇することもあります。

　受診の切っ掛けとなった症状の如何に関わらず、症状が軽減した段階から、日々の疲れを軽減し、体質を強化するという意味合いで、このような処方構成のみで、長期間経過を見ることも少なくありません。

　三種類ずつ、一日三回服用。保険上の制約などがある場合などは、各一日量の三分の二を合方し、分三または分二として服用します。（以下同じ）

〈基本処方＋神秘湯〉

　体力不足に呼吸器症状を伴う例の処方です。

　神秘湯（しんぴとう）の陳皮、蘇葉（そよう。紫蘇の葉）、柴胡、麻黄、厚朴で解表、行気。杏仁で止咳平喘（しがいへいぜん）。これに

甘草を配合。

　神秘湯を五虎湯、柴朴湯、小青竜湯、麦門冬湯、半夏厚朴湯、滋陰至宝湯、竹筎温胆湯、清肺湯などに適宜変更できます。

　この内のどの方剤を選択するかは、まず証ないし症状から決めます。先程のように、生薬組成を総合的に確かめます。

　風邪症状の後、咳や痰がなかなか改善しない場合など、特にその背景に体力不足や冷えなどがあると判断されれば、基本処方に柴朴湯、小青竜湯、麦門冬湯、滋陰至宝湯などを合方して経過を見ます。

　なお神秘湯は柴胡、厚朴、麻黄などの、代表的な解表薬ならびに行気薬を擁しており、特に前面の気システムの流れを是正します。

〈基本処方＋十味敗毒湯〉

　虚証に皮膚症状を伴う場合です。十味敗毒湯の組成は柴胡、防風、荊芥、生姜、独活、甘草、茯苓、川芎、樸樕、桔梗。前七者は解表、祛風湿、補脾など、気システムを中心に作用します。川芎、樸樕は理血薬。桔梗は排膿消腫の作用があります。気システム中心の漢方製剤であり、その意味で急性症状等に処方されます。川芎、樸樕や桔梗が配合されることから、化膿性皮膚疾患にも使用されます。これに基本処方を合方すれば、気血水全体を強化されるため、さらに皮膚症状の改善が進展します。

　より虚証の場合あるいは慢性に経過する場合などは、十味敗毒湯に換えて当帰飲子で経過を見ます。当帰飲子の組成は地黄、当帰、川芎、芍薬、何首烏、黄耆、甘草、荊芥、防風、蒺藜子。前五者は養血、活血化瘀などの主要な血分薬です。

　このことから背景に血虚があり、慢性に経過する皮膚疾患に適用します。黄耆、甘草で気システムを補益し、荊芥、防風で、特に体表面

の気滞などを解表しながら、気システムの流れを改善します。蒺藜子で皮疹を改善します。

　補血補脾作用があることから、虚証向けであることが判明します。

　炎症が強い場合は、十味敗毒湯や当帰飲子に換えて、荊芥連翹湯を合方します。荊芥連翹湯は二十種類近くの、多数の生薬を含有します。まず柴胡、枳実、荊芥、薄荷、白芷、防風など、解表薬を中心に、気システムを改善して、皮膚の状態を整えます。さらに黄芩、黄柏、黄連、山梔子、連翹などの清熱薬が多用されています。その上に排膿作用を有する桔梗と連翹が配合されていることから、化膿、炎症あるいは発赤、腫脹、強い掻痒感などを伴う、炎症が強い皮膚疾患に処方されることが判明します。

　このような強力な瀉作用を目的とする製剤であっても、同時に基本処方によって、十分に補益されるため、虚証に対しても、躊躇なく合方することが可能になります。

　荊芥連翹湯は蓄膿症、鼻炎、扁桃腺、にきびなどを対象とし、顔面を中心に効能を示します。したがって全身に散在するアトピー性皮膚炎などの場合でも、顔面の発赤、腫脹、掻痒感などから、軽快することが少なくありません。症状が改善されれば、当帰飲子などに転方します。

　またある程度以上改善された段階で、これらの皮膚疾患などを目標とする製剤を一旦中止し、基本処方だけで経過を見ることが可能です。あるいはたとえば冷えがあれば、基本処方に芎帰調血飲などを合方する形で経過を見ることがあります。つまり基本処方による気血水システム全体の活性化が、そのままその後の悪化の予防に直結します。その後生活などの変化に伴って、再燃したり、再び悪化すれば、

必要に応じて、以前の組み合わせ方などに戻って、経過を追います。
　あるいは皮膚疾患専用の製剤を用いることなく、最初から基本処方等だけで、皮膚症状などが改善することもあります。
　時には長く服用する内に、後遺症として皮膚に残存する、色むら、変色、肥厚してごわごわした部分などが、若干でも退潮していくことも珍しくはありません。

〈基本処方＋抑肝散加陳皮半夏〉

　体力不足や過労でイライラ、不眠などを伴う場合に適応します。
　抑肝散加陳皮半夏（よくかんさんかちんぴはんげ）の白朮、茯苓、陳皮は脾。柴胡、甘草は気。川芎、当帰は血。半夏は安眠、釣藤鈎（ちょうとうこう）は平肝（肝臓における、気の流れを改善すること）。
　抑肝散加陳皮半夏を抑肝散、桂枝加竜骨牡蠣湯、柴胡加竜骨牡蠣湯、加味逍遥散、加味帰脾湯、三黄瀉心湯等に適宜変更できます。

〈基本処方＋薏苡仁湯〉

　体力不足に関節痛、筋肉痛などを伴う例に適応します。
　薏苡仁湯（よくいにんとう）は主として気血水だけに配慮され、祛風湿作用の薏苡仁と蒼朮がポイントです。両生薬にも補脾作用がありますが、体力不足に対しては、脾の働きをさらに強力に補うことが必要です。
　薏苡仁湯を疎経活血湯、五積散、麻杏薏甘湯、防已黄耆湯、桂枝加苓朮附湯、桂芍知母湯あるいは当帰四逆加呉茱萸生姜湯等に変更できます。
　長引く症状の場合は、気血水の内、特に血システムの流れを強化します。また冷えがあれば、疼痛が増強するため、できるだけ温性傾向の方剤を選択します。両作用を一剤で得るためには、さらに芎帰調血

飲や温経湯などを追加します。あるいは当帰四逆加呉茱萸生姜湯などを選びます。

〈基本処方＋柴苓湯〉

　柴苓湯（さいれいとう）は小柴胡湯と五苓散の合方であり、両者の作用で気と水を整えます。
　五苓散の組成は、沢瀉、猪苓、茯苓、白朮、桂皮です。
　基本処方には気の流れや水に対する配合がやや欠けるため、両者に特に留意した処方構成です。
　慢性に経過する水様性下痢や浮腫などは、多くの場合、背後に虚証、冷えが存在します。また血システムにも異常が生じています。これらを補う漢方製剤が基本処方です。

〈基本処方＋啓脾湯〉

　特に下痢などの胃腸症状を伴う例に使用します。
　啓脾湯（けいひとう）の啓脾は、「脾を開く」という意味です。胃腸、消化器官の働きを改善します。
　啓脾湯には、人参、蒼朮、茯苓、山楂子（さんざし）、陳皮、甘草など、脾の働きを強化する生薬が、多数含まれています。また山薬、蓮肉（れんにく。ハスの種）は脾腎双補作用があります。十全大補湯の補脾薬も含めて、これらの相加相乗効果を期待します。
　補腎作用は全身の組織に関わるため、それ自体に補脾作用が明らかにされていない場合であっても、二次効果としての補脾作用があります。補脾薬に補腎薬を加えれば、補脾効果が倍化します。これは方剤を十分に使いこなす、一つの大きな鍵です。
　胃腸症状を主訴とする受診者では、服用前に比べれば症状が軽快しても、さらにもう一歩の改善を期待する場合、このような薬剤構成で

長く経過をみることがあります。時には人参湯などをさらに追加したり、特にお腹の冷えが消失しない場合は附子理中湯などを追加します。

§4・7　基本処方自体の変化も含めた考え方

　基本処方でうまく対応できない例、さらに効果を求める例など、より細かい応用について解説します。（下線部分が基本処方に相当します。）

〈牛車腎気丸＋十全大補湯＋芎帰調血飲〉
　より虚した高齢者など、様々な虚証例に対して、さらに八味地黄丸を牛車腎気丸に換えて対応する場合があります。
　八味地黄丸に加方される牛膝と車前子の、両生薬の効能を活用します。両方剤の使い分けの基本として、先に述べたとおり地黄と附子の量に留意します。
　様々な症状が落ち着いて来た段階から、人体の基本となる陰陽五行気血水を整備し、冷えを除き、基礎体力を強化し維持する目的で使用します。
　長期に服用する際の、もう一つの基本処方です。

〈六味丸＋十全大補湯＋十味敗毒湯〉
　炎症性の強い皮膚症状を伴う場合に処方します。
　熱証を対象とするため、八味地黄丸から桂皮、附子を除いた六味丸に転方します。
　十味敗毒湯（じゅうみはいどくとう）は、柴胡、荊芥（けいがい）、防風（ぼうふう）、独活（どっかつ）など気の流れを改善する生薬や、

桔梗などを含有し、炎症性の皮膚疾患などに対応します。十味敗毒湯を消風散、当帰飲子などに適宜変更できます。

ただし背景に虚証が存在すれば、急性症状等の軽快のみを目標とするだけではなく、その軽快を待って、最終的に体質改善を中心とする治療に徐々に変更して行きます。炎症性の所見が乏しい場合は、体力の有無を判断して、六味丸に拘らず、八味地黄丸や牛車腎気丸を選択し、当帰飲子、桂枝茯苓加薏苡仁などを併用します。

〈牛車腎気丸＋附子理中湯＋芎帰調血飲〉

基本処方の十全大補湯を附子理中湯に転方して、芎帰調血飲を合方します。

附子理中湯（ぶしりちゅうとう）の骨格は人参湯であり、人参、甘草、白朮、乾姜に附子を加えた組成です。附子、乾姜に強力な散寒作用があり、これに芎帰調血飲の散寒作用が加わって、極度の冷えや低体温に対応することが眼目です。胃腸症状を呈し、特にお腹の冷えた虚証例などにも使用します。

附子理中湯に換えて真武湯などを試みることも可能です。真武湯の生薬組成は茯苓、芍薬、白朮、生姜、附子です。人参や黄耆を欠く分、補脾作用がやや損なわれますが、胃腸症状が軽度である場合や、甘草を除く必要がある場合にも使用できます。

このような組み合わせの場合、附子の副作用に注意しなければなりませんが、この三者の組み合わせは、麻黄附子細辛湯などの合方や、附子などを生薬レベルで加減する方法を除けば、慢性的な状態に対して、ほぼ最強の散寒作用を発揮します。

十全大補湯と比した場合、補脾作用としての黄耆が除かれますが、人参、白朮、甘草が残ります。特に人参の補脾効果が強力です。この場合は、特に牛車腎気丸の茯苓、山薬も補脾であることに注目します。

乾姜は胃寒嘔吐(腹部が冷えて吐くこと)などにも対応し、その意味で脾の働きを補助します。散寒薬の乾姜と附子によって、裏を強く温め、冷えを除去するとともに、全身における代謝の活性化を図ります。十全大補湯にあった気血水作用は、芎帰調血飲を中心に、三者の理血理水作用でカバーします。

　なお全般について言えることですが、証や効能効果などに記載がない場合であっても、そこから類推される効能や、生薬組成のみから期待される効果なども活用します。

〈牛車腎気丸＋啓脾湯＋当帰芍薬散／温経湯、芎帰調血飲〉

　十全大補湯を啓脾湯に転方した処方構成です。

　十全大補湯に含まれ啓脾湯には含まれない理血作用を、当帰芍薬散、温経湯、芎帰調血飲などに含まれる理血生薬で代用し、胃腸症状により特化した処方です。啓脾湯に含有される補腎、補脾作用に期待します。

〈啓脾湯＋当帰芍薬散〉

　さらに胃腸症状が強いケースです。

　胃腸症状を訴える場合であっても、基本処方だけで解決することも少なくはありません。また八味地黄丸に換えて牛車腎気丸を選択することによって、解決する場合があります。あるいは胃粘膜保護剤、胃酸分泌抑制剤などの、現代医薬品を適宜服用することによって解決する場合もあります。

　基本処方から始めた場合、胃腸症状がなかなか退散しない原因の多くは、地黄の副作用にあります。胃のもたれ感、不快感、膨満感など、時には疼痛などが軽快しません。悪化することもあります。

　八味地黄丸、牛車腎気丸、六味丸の主薬は地黄です。地黄は十全大

補湯にも含まれ、両者を避ける工夫が必要であり、基本処方自体を変化させることによって解決を図ります。

　そこでこれらの腎気丸に替えて、地黄などに代わる補腎薬を出来るだけ多く含有する、他の漢方製剤を選ぶことになりますが、これに直接該当するものはありません。

　このような場合体質改善を目指しながらも、胃腸症状が当面の目標となるため、啓脾湯が主薬剤を努めます。啓脾湯には前述のとおり、補気薬の山薬、収渋薬の蓮肉が配合されており、両生薬ともに腎にも脾にも帰経し、健脾補腎作用を有します。これに健胃剤などの現代医薬品を併用することもあります。

　時にはこれに人参湯などを、さらに追加することもあります。

　これに気血水システム全体の流れを是正するため、当帰芍薬散、桂枝茯苓丸、加味逍遥散、温経湯、当帰四逆加呉茱萸生姜湯など、地黄を含まない製剤を併用します。生理痛などがあれば当帰芍薬散、桂枝茯苓丸、加味逍遥散。イライラなどを伴えば加味逍遥散。冷えが強ければあるいは腰痛などを伴えば、当帰四逆加呉茱萸生姜湯などを選びます。これら以外にも使い慣れた薬剤から、相応する薬剤を適宜選択し使い分けます。

<u>〈八味地黄丸＋加味帰脾湯＋当帰芍薬散／温経湯、芎帰調血飲〉</u>

　基本処方＋抑肝散加陳皮半夏などで、不眠や精神症状が十分に治まらない場合は、基本処方の内、十全大補湯を加味帰脾湯に換えて処方します。

　加味帰脾湯は帰脾湯（黄耆、酸棗仁、人参、白朮、茯苓、竜眼肉、遠志、大棗、当帰、甘草、生姜、木香）に柴胡、山梔子を加味した薬剤です。帰脾湯の黄耆、人参、白朮、茯苓、竜眼肉、大棗、甘草に補脾作用があります。生姜は解表薬、木香は行気薬ですが、両者に止嘔

作用などがあります。これらの作用で消化器官系の機能を賦活化しますが、特に補脾、つまり脾の力を強力に改善します。

酸棗仁、竜眼肉、遠志に安神作用があり、不眠、不安などを改善します。

これに解表薬の柴胡、清熱薬の山梔子を加えたものが、加味帰脾湯です。帰脾湯が適応する病状よりも、胸部の気滞が強く、全身の諸所、特に脳近辺にも気滞と鬱熱や瘀血が著しいか、あるいはこの状態に近く、強い不眠などを伴います。全体的に見れば気血水システムの異常がより高度に、全身に蔓延している状態です。

その理由は脾胃気虚にあり、本書の考え方に基づけば、脾胃気虚を呈する虚証に該当します。したがってこれだけの補脾生薬を要することから、かなりの虚証であり、その背景には腎虚が存在し、また冷えや冷え性、低体温を伴うことが明らかです。

八味地黄丸＋加味帰脾湯だけでは理血作用が少ないため、当帰芍薬散などを併用します。

冷えなどが強ければ、当帰芍薬散を芎帰調血飲などに換えて処方します。

時にはさらに抑肝散加陳皮半夏、柴胡加竜骨牡蠣湯、加味逍遥散、茯苓飲合半夏厚朴湯などを追加し、あるいは転方します。

睡眠不足や不眠は人体の健全性の維持という点から、致命的な要因となります。漢方診療を続けても、睡眠障害が解決しない限り、大した効果を期待することはできません。特に現代社会では当たり前のように捉えがちですが、時にはぐっすり熟睡することも大切です。その意味でこのような処方構成が、ファーストチョイスとなる場合も少なくありません。

〈八味地黄丸＋半夏白朮天麻湯＋当帰芍薬散〉

　虚証でめまいや悪心、頭痛などを訴える場合の処方です。

　十全大補湯の補脾作用と血システム改善作用の内、後者を除き、代わりに水システム改善作用等を強化した半夏白朮天麻湯を使用します。

　半夏白朮天麻湯の生薬構成は、黄耆、人参、陳皮、半夏、麦芽、乾姜、生姜、茯苓、白朮、沢瀉、天麻、黄柏です。

　多くの生薬が補脾作用、水システム改善作用に関わります。さらに平肝熄風薬である天麻が頭部に上った肝陽（肝に存在する気エネルギー）や水毒による眩暈、ふらつき、頭痛、悪心、嘔吐などを軽減します。黄柏の清熱作用で頭部に集中して滞り、熱をもった状態を解消します。この場合は黄柏よりも黄芩の方が適切であるとも考えられます。

　前項と同様、十全大補湯の中から失われた血システム改善作用を補うため、これを当帰芍薬散などで補います。胃腸などを除けば、水システムの問題であっても、水は血を介して改善されますので、血システムの改善も並行して行ないます。

〈八味地黄丸＋茯苓飲合半夏厚朴湯＋当帰芍薬散〉

　甘草を含まない処方。甘草の副作用を除外する場合の一処方例です。

　以上のように基本処方自体を変法して、処方を加減することができます。

　基本処方の基本方針は、まず腎を強化し、次いで脾、気血水、温度環境などの順番で、陰陽五行気血水システム全体を整備し、体全体の基礎体力を活性化することにあります。

　保険診療には制限があるため、時には診療当初から、基本処方を無

視し、あるいは腎・脾・気・血・水・温度環境のいずれかを犠牲にしながら、治療を進めていかなければならないこともあります。逆に四剤以上を併用するケースもあります。

いずれの場合でも必要な対症療法を行ないつつも、基礎体力を強化するという基本方針を忘れることなく、いずれは基本処方に近い薬剤の組成を目指すようにします。

基礎体力とは人体の基本システムである活動、維持、両システムの内の維持システムの働きです。

基礎体力とは生命力であり、若さの別名であり、自然治癒力の別称でもあり、人体自身の活力でもあります。外部から入って来るエネルギー（飲食に由来するエネルギー）が作用する以前に、自然の仕組み上、人体の内部から自律的に整う体力です。

その実態は人体自身をつまり全身隅々までを正常かつ元気溌剌に維持する、中枢神経系を主体とする中枢機能全般の働きを指します。

その上で人間の活動が成立します。

つまり生存が大前提にあり、その上に各種の生命現象すなわち生理機能が成立し、さらにその上で日々の生活が成立します。

さらに熟睡によって確保される、良好な生存状態の上に、次の一日が始まります。

元気溌剌に生活する姿とは、これらの生存維持機能の末梢に位置する、活動システムが発動する活動体力の下に行なわれる昼間の姿のことです。夜間睡眠中良好に準備された自分自身である人体を思う存分動かし、縦横に活動することです。そのためにはその前提となりその本となる、人体自身つまりその内部環境、換言すれば人体としての生存の質を高めて、人体そのものの活力度を確保しておく必要があります。

最終的に対症療法的な対応を必ずしも施さなくても、そのような状況を体自身の生存力（基礎体力）によって、最小限度に食い止め、時には未然に防ぐこと。いわばこれらの侵襲を内側から押し返す力を活性化すること。願わくば既に陥ってしまい固定化した、慢性状態をも少しでも回復させること。

　特定の症状を念頭に置きながらも、主症状のみに対応するというよりも、陰陽五行気血水を絶えず是正しながら体質を強化する、全身を視座に置いた漢方診療です。

　人体を自律的に整える機能を少しでも補助し、人体自身の働きを少しでも強化する方法が存在するならば、これを活用しない手はありません。全身の基本的な状態は睡眠中に整備されますが、これをより具体的に言えば、中枢神経系下に機能する、いわゆる自律神経等の機能に該当します。これが基礎体力の側面の一つとなります。漢方医学的に見れば、自律神経失調症とは基礎体力（生存維持システムの機能）の低下を指します。

§4・8　実証に対する処方

　実証体質自体が問題になるケースは稀だと考えられます。
　つまり実証体質は生まれ付き基礎（維持）、活動の両体力が十分にある体質であり、これ自体が治療の対象になることはありません。
　ただその結果、活動が過剰になりやすいという傾向を有します。
　過剰な活動が続いて陥る病態を実証と呼びます。
　実証体質の根本的な特徴は、生来先天の気の量が大きく、腎の働きが大きいことです。これに伴って脾の力も大きく、したがって後天の気の発生力も旺盛です。

活動すればするほどその要求に応じて、活動体力の源である後天の気が強力に発生します。その結果気の流れも早くなり、その流量も大きくなります。体全体の気の量も増大します。

　ところが気の流れの速度と流量がある限度を越えると、気滞が発生しやすくなり、気血水システム全体に異常を招来する原因になります。また体全体に存在する気エネルギー量も増大して、全体に熱を伴いやすくなります。

　これらの異常の発生をできるだけ最少に抑える力とは、腎の力（先天の気の働き）に他なりません。したがって人体の内部環境、引いては人体自身の状態（人体状態）は、脾と腎の両者のバランスの上に変動します。（ただしこの脾、腎のバランスとその変動は、人体の仕組み上の根幹であり、その大小に関わりません。）

　実証体質では、脾の力に対応する腎の力も人並み以上に強大です。

　ところが脾と腎における気エネルギーの供給様式には、大きな相違があります。

　脾から発生する後天の気は必要に応じて、つまり活動に応じて供給されます。その源となる飲食が続く限り、いわば無制限に発生が可能です。他方先天の気は活動に連動しながら、腎から無制限に供給されるわけではありません。むしろ先天の気には制限があります。一つにはその一日量に限度があることです。またその性質上、絶えずその流量が一定以上に維持されなければなりません。

　そこで活動がある段階に到達すれば、活動に対応する維持の力が間に合わなくなり、両者のバランスが崩れます。この時点で気滞が発生して、気血水システム全体に各種の異常が生じ始めます。最大の気滞は脾の直後に発生する胸部気滞です。また全身の気エネルギーが増大し、熱の産生も増加して、全体に熱を帯びていきます。

このように考察してくると、虚証と同様に、実証とは全身性の病態であることが理解できます。

　その根本が脾腎バランスの崩壊にあり、より本質的には脾の力が過剰に亢進することにあります。そこで局所的な気滞や瘀熱などの処理もさることながら、これ以上各種の異常が発生しないように、またその進展を食い止めるためにも、速やかに脾の力を抑制しなければなりません。

　同時に気血水システム全体に蔓延し始めた異常の、直接かつ最大の原因は胸部気滞です。この胸部気滞を即刻除去しなければなりません。脾の力を抑制することができても、それだけで胸部気滞が速やかに消散するわけではありません。むしろ気血水システム自体にとっては、胸部気滞が最大の障害です。

　胸部気滞を解除する生薬が柴胡です。

　これに対してそれ以上胸部気滞が増悪しないように、脾の力を抑制する生薬は黄芩です。黄芩は清熱薬です。各種の清熱薬の中から黄芩が選ばれ定着して来た、それなりの理由があるはずです。

　柴胡と黄芩の両者を骨格とする方剤を柴胡剤と総称します。胸部気滞を直接除くのは柴胡です。そこで柴胡が主薬を務めます。その増悪を抑制して、柴胡の解表作用を支えるのが黄芩です。

　実証に対する柴胡剤が大柴胡湯です。

　大柴胡湯の組成は、柴胡、半夏、黄芩、芍薬、大棗、枳実、生姜、大黄です。

　今述べたとおり、柴胡が主薬、黄芩が副薬です。半夏は人体前面の後天の気の流れを整える、行気作用を有すると捉えることが可能です。柴胡、芍薬、枳実の組み合わせによって、体表の胸部だけではなく、そこから内側に波及し、かつ肝臓自体にも生じた、広範な気滞を

解消します。気滞は熱を伴い、あるいは瘀熱の原因となります。体内に過剰の熱が産生されれば、便秘の原因にもなります。枳実と大黄は、便通を整えますが、単に便秘を除くだけではありません。その他の生薬の効能とともに消化管運動を促進し、その結果排便作用を亢進して、消化器官など体内に大量に貯留する余剰の気エネルギーや余剰の熱を、効率よく体外に排泄すると考えられます。

なお胸部気滞は脾の力が過剰であっても過少であっても、生じる異常です。過剰であればこれを抑え、他方過少であればこれを補います。つまり実証でも虚証でも生じ得る異常であり、両者ともに、柴胡によって胸部気滞を解消しながら、清熱ないし補益を、同時に併行して行なわなければなりません。

虚証の場合脾の力が弱くても、生存する限り脾における後天の気の発生力が、完全にダウンすることではありません。変動する活動状況に十分に対応できないだけであり、その力はある一定以上温存されていると考えられます。その範囲以内でその力を振り絞りながら、人体全体の状況に対応します。ただその力が十分ではないため、安定した供給には届きません。後天の気を安定的に発生することが困難であるため、活動状況とは必ずしも連動できるとは限らず、時には強く時には弱く、上下に変動し脈動しながら、体内に供給すると考えられます。弱ければその分気滞を発生しやすく、逆に強くなり過ぎて、気滞を悪化させることもあります。

そこで体力がやや低下傾向にある場合使用する小柴胡湯では、元々その力が弱い脾に対しても、少量ながら黄芩が配合されています。その上でこの効能が過剰にならぬように、補益効果を有する人参が含まれています。もし脾自体の力を十分に補益するならば、その含有量を増大したり、黄耆などの補脾薬を追加する必要があります。したがっ

て小柴胡湯自体は、あくまで気滞を解消する解表薬です。人参が含まれる分、胃腸の機能を多少なりとも改善すると受け止めることができないわけではありません。しかし積極的な意味での、補脾剤（補益剤）では決してありません。

あとがき

　漢方とは漢方医学のことであり、その医学としての本質は、古代医学としての医学理論にあります。

　医学の創造は人体がどのような仕組みで成立するか。その人体像（人体の仕組み、正常な人体の内外の姿）を描くことから始まります。人体像を究明する時、何はともあれ内部の構造を調べなければならないことも確かです。つまり死体の解剖から始まります。

　このような調査は人体を物質存在即ち物質構造物として捉えることに他なりません。内部の構造さえ分かれば、人体の全てを把握することになるという考え方に終始すれば、いわゆる機械論的な発想だけから、人体像を描くことになります。

　このような考え方と手法によって成立した医学が近代西洋医学であり、そこを源流として発展して来た医学が、現在世界中で行なわれている現代医学です。構造を調べるとは、構造を成立させる、個々の構造要素を直接明らかにすることから始まるため、その傾向として、それぞれの構造要素だけが強調される医学を、結果として目指すことになります。

　ところがこれだけで人体の仕組みの全てを語ったことになるかと言えば、決してそうではありません。

　なぜならば人体は機械的な側面を有しつつも、純然たる機械では決してないからです。

現代医学はそれぞれの組織や臓器や、あるいは基本となる単位を目標に置くため、人体全体を直接の対象として考察し探究するという姿勢が失われて行きます。また人体全体に対する視点を失うことは、医学の創造が死体から始まることと相俟って、生存という根本的な事実が背後に押しやられてしまいます。その結果人体自身や、生存そのものについて語られる機会がありません。
　つまり人体自身と生存を前提とした上で、その上に繰り広げられる、各種の個別的な現象のみが追究されることになります。
　人体全体としての視座を再び獲得し、かつ生存そのものを追究するためには、別の角度からの探究が必要になります。

　他方古代漢方医学について検討してみると、その医学理論の背景を物質存在、自然存在、および気と経絡という、三つの要素に分けることができます。
　その時期を明言することはできませんが、古代でも解剖したことは事実です。また気が物質を構成する最初の素材要素であることから、その認識の有無を問わなければ、結果として物質存在として扱ったことになります。
　最後の気と経絡という観点については、前述のとおり現代的な価値観から外れるため、現段階ではこれに直接的に言及することはできません。
　ところがもう一つの自然存在という見方は、誰にでも分かる事実であり、両者の前提となる観点です。
　自然存在とは、人体が自然界の一員であり、人体という生物として存在するという意味です。つまり人体とは自然に他なりません。したがって本来自然としての仕組みによって成立します。自然界の推移に連動しながら生存する、自然の仕組みが存在します。

自然存在として扱う場合、生きる人体をそのまま解剖することは不可能ですから、何はともあれまず生きる人体、即ち私達自身の普段のありのままの姿を、十分に観察することから始める他に方法がありません。

　古代中国では、その自然観である"陰陽五行と気"というキーワードに基づいて、人体の自然な姿を観察しました。"陰陽五行と気"の内、特に陰陽という把握によって、自然存在としての立場から、人体の構成の解明が大きく進展します。この構成の探究方法は、解剖によって内部の構造を直接確認する方法とは、別のアプローチです。（ただしその構成の探究とは現代的な知識を活用することでもあり、また現代的な立場からも最終的に説明され得るものでなければなりません。）

　また古代世界における生存の原理は命ですが、この命（ならびにこれに匹敵する概念ないし存在）という考え方も、陰陽の中に含まれて来ます。

　他方現代医学には、自然存在という観点がほとんどありません。

　人体の各種の機能を論じる時、自然としての姿は医学の前提とのみ化し、その背後に埋没してしまい、それ自体が議論の対象になることがありません。

　あるいは現代的な手法から言えば、物質構造物ないし物質現象としての直接的な証明を挙げることができない限り、自然存在としての事実も、正式には認知されないことになります。つまり自然存在としての現象は全て、現代科学の検証を経なければ、正式の真理と見做されることがないという話にもなりかねません。その結果自然存在として明らかな現象であり、事実であったとしても、暗黙の内に利用されることはあれ、正式な形で採用されることはありません。

　人体という自然を観察することは、現代でも可能です。

本書では今まで指摘されることのなかった、人体という生物としての、「自然界における生存の実態」という、より大きな視点に立つことによってのみ、初めて明らかになる生存の姿を出発点に置き、そこから自然の仕組みを探究して来ました。
　したがって本書ではその紙幅の多くが、人体の自然な仕組みに割かれています。
　それはひとえに限られた範囲ではあっても、古代漢方医学の医学理論を実際に活用したい為であり、したがってその医学理論が本当に真実であるのかを知りたい為です。
　さらには古代漢方医学に、現代医学が見落としたと考えられる、人体に対する深い認識を感得せざるを得ないからです。
　引いては私達人間、つまり自分自身を深く顧みるよすがとなるのではないかとも考えるからです。

■参考文献

「古代漢方医学入門 人体の自然な仕組み」渡部迪男著（たにぐち書店 2013年）

「古代医学理論「陰陽五行と気」を活用する」渡部迪男著（phil漢方 No.45 2014年）

「全訳 中医基礎理論 中医薬大学全国共通教材」監修戴毅／翻訳淺野周（たにぐち書店 平成15年）

「西洋近代科学＜新版＞その自然観の歴史と構造」村上陽一郎著（新曜社 2002年）

「近思録 朱子学のすてきな入門書」福田晃市著（明窓出版 平成10年）

「近思録」湯浅幸孫著（たちばな出版 平成8年）

「図説 漢方処方の構成と適用」森雄材著（医歯薬出版 昭和60年）

「黄帝内経素問（鍼灸医学体系）」柴崎保三著（雄渾社 昭和54年）

「東洋医学の原典 黄帝内経 素問訳注」家本誠一著（医道の日本社 2010年）

「方技概説―中国古代医学の特徴」家本誠一著（神奈川医学会雑誌第25巻第1号 1998年）

「中国医学の誕生」加納善光著（東京大学出版会 1987年）

原著（明）李時珍「現代語訳 奇経八脈考」勝田正泰現代語訳 校注王羅珍・李鼎（東洋学術出版社 1995年）

「漢方医学双書1 排泄の医学と漢方」近畿大学薬学部久保道徳研究室編（三一書房 1989年）

「中医学の基礎 日中共同編集」監修平馬直樹／兵頭明／路京華／劉公望（東洋学術出版社 1995年）

「漢方薬理学」高木敬次郎監修／木村正康編集（南山堂 1997年）

「中医臨床のための 中薬学」神戸中医学研究会編著（医歯薬出版 1993年）

「中薬大辞典（日本語版）」編集上海科学技術出版社（小学館 1985年）

「図解生理学」編集中野昭一／執筆中野昭一、吉岡利忠（医学書院 1998年）

「ツムラ医療用漢方製剤」(2015年)

「Kampo Medicine Handbook クラシエ医療用漢方製剤」(2012年)

「KOTARO HANDY REFERENCE 小太郎漢方エキス剤使用の手引」(平成21年)

「phil漢方 No.49,2014」

──────────[著者略歴]──────────

渡部 迪男（わたなべ・みちお）

　福岡県に生まれる。東京大学医学部を卒業後、同大学医科学研究所にて医学博士号を取得。横浜市に内科医院を開業。開業と同時に、学生時代から関心を懐いていた、漢方診療を開始すると共に、特に漢方の医学としての基本となる考え方、方剤や生薬による治療の実際などの研究に専念。その後、漢方の基本的な考え方に立脚して、生活習慣の改善および生薬をベースとする漢方診療に従事し、現在に至る。著書に『現代システム漢方入門―陰陽と気血水の考え方―』、『現代システム漢方入門―漢方・現代医学・生薬―』、『古代漢方医学入門』等（ともにたにぐち書店刊）がある。

　　　　http://www.watanabenaika.e-doctor.info/

古代漢方医学入門Ⅱ
陰陽五行と人体の自然な仕組み

2017年4月12日　第1刷発行

著　者　渡部 迪男
発行者　谷口 直良
発行所　㈱たにぐち書店
　　　　〒171-0014　東京都豊島区池袋2-69-10
　　　　TEL.03-3980-5536　FAX.03-3590-3630

落丁・乱丁本はお取替えいたします。

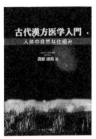

古代漢方医学入門
―人体の自然な仕組み―

渡部迪男 著　A5判／188頁／本体 3,000 円＋税

漢方を、数千年前の中国文明を源とする医学として捉え、近代西洋医学を源流とする現在医学とは全く異なる「古代漢方医学」であるとの考え方の下に、当時の自然観である"陰陽五行と気"を軸とし、人体自身の仕組みと漢方の関係を探究した書。後半では、その応用として、保険漢方エキス製剤を用いる虚弱体質の具体的な改善方法を紹介する。

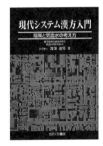

現代システム漢方入門
―陰陽と気血水の考え方―

渡部迪男 著　A5判／238頁／本体 3,000 円＋税

漢方の独特な表現である陰陽や気血水をどのように把握すれば漢方という医療体系を理解できるか、という出発点に立って、漢方の人体観、気システム、気血水システムなど著者独自の概念を紹介し、病態への応用を解く。漢方を現代的に学習するための入門書である。

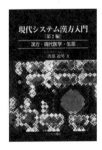

現代システム漢方入門
〈第 2 編〉―漢方・現代医学・生薬―

渡部迪男 著　A5判／282頁／本体 3,000 円＋税

本書は、前著『現代システム漢方入門』―陰陽と気血水の考え方―に次ぐ第 2 編で、漢方独自の人体観とその中心をなす気血水システムをより深め、生薬と方剤がどのように対応するか検討。最終章では、その応用として、体質改善を眼目とした治療の具体例を紹介。

═══ お申込み・お問合せ ═══

たにぐち書店：TEL. 03-3980-5536　FAX. 03-3590-3630